Liane Schenk, Monika Habermann (Hrsg.)
Migration und Alter

Praxiswissen Gerontologie und Geriatrie kompakt

Herausgeber der Reihe:
Adelheid Kuhlmey und Wolfgang von Renteln-Kruse

Band 9

Liane Schenk, Monika Habermann (Hrsg.)

Migration und Alter

—

DE GRUYTER

Herausgeber des Bandes:
PD Dr. phil. Liane Alexandra Schenk
Charité Universitätsmedizin Berlin
Institut für Medizinische Soziologie und
Rehabilitationswissenschaft
Charitéplatz 1
10117 Berlin
E-Mail: liane.schenk@charite.de

Prof. Dr. phil. Monika Habermann
Hochschule Bremen
Zentrum für Pflegeforschung und
Beratung (ZePB)
Neustadtswall 30
28199 Bremen
E-Mail: monika.habermann@hs-bremen.de

Das Buch enthält 14 Abbildungen und 2 Tabellen.

ISBN: 978-3-11-056093-0
e-ISBN (PDF): 978-3-11-056337-5
e-ISBN (EPUB): 978-3-11-056100-5

Library of Congress Control Number: 2019955081

Bibliografische Information der Deutschen Nationalbibliothek
Die Deutsche Nationalbibliothek verzeichnet diese Publikation in der Deutschen Nationalbiblio-
graphie; detaillierte bibliografische Daten sind im Internet über http://dnb.d-nb.de abrufbar.

© 2020 Walter de Gruyter GmbH, Berlin/Boston
Einbandabbildung: PeopleImages/E+/Getty Images
Satz/Datenkonvertierung: L42 AG, Berlin
Druck und Bindung: CPI Books GmbH, Leck

www.degruyter.com

Autorenverzeichnis

Dr. med. Christian Banse
Universitätsmedizin Göttingen,
Georg-August-Universität
Klinik für Palliativmedizin – Forschungsbereich
Von-Siebold-Str. 3
37075 Göttingen
E-Mail: christian.banse@med.uni-goettingen.de

Dr. rer. nat. Maria Belz
Asklepios Fachklinikum Göttingen
Rosdorfer Weg 70
37081 Göttingen
E-Mail: m.belz@asklepios.com

Heidrun Biedermann
Hochschule Bremen
Zentrum für Pflegeforschung und
Beratung (ZePB)
Neustadtswall 30
28199 Bremen
E-Mail: Heidrun.Biedermann@hs-bremen.de

Sonja Owusu-Boakye
Universitätsmedizin Göttingen,
Georg-August-Universität
Klinik für Palliativmedizin – Forschungsbereich
Von-Siebold-Str. 3
37075 Göttingen
E-Mail: sonja.owusu@med.uni-goettingen.de

Prof. Dr. phil. Olivia Dibelius
Evangelische Fachhochschule Berlin
Teltower Damm 118–122
14167 Berlin
E-Mail: dibelius@eh-berlin.de

Prof. Dr. phil. Monika Habermann
Hochschule Bremen
Zentrum für Pflegeforschung und
Beratung (ZePB)
Neustadtswall 30
28199 Bremen
E-Mail: monika.habermann@hs-bremen.de

Julie Hüseler
Braunschweiger Str. 85
31134 Hildesheim
E-Mail: julie.h96@outlook.de

Maximilian Jansky
Universitätsmedizin Göttingen,
Georg-August-Universität
Klinik für Palliativmedizin – Forschungsbereich
Von-Siebold-Str. 3
37075 Göttingen
E-Mail: Maximiliane.Jansky@med.uni-goettingen.de

Dr. phil. Min-Sung Kim
Grabbeallee 65
13156 Berlin
E-Mail: min-sung.kim@gemi-berlin.de

Verena Krobisch
Charité – Universitätsmedizin Berlin
Institut für Medizinische Soziologie und
Rehabilitationswissenschaft
Charitéplatz 1
10117 Berlin
E-Mail: verena.krobisch@charite.de

Prof. Dr. med. Friedemann Nauck
Universitätsmedizin Göttingen,
Georg-August-Universität
Klinik für Palliativmedizin
Robert-Koch-Str. 40
37075 Göttingen
E-Mail: Friedemann.Nauck@med.uni-goettingen.de

Dr. med. Ibrahim Özkan
Asklepios Fachklinikum Göttingen
Rosdorfer Weg 70
37081 Göttingen
E-Mail: i.oezkan@asklepios.com

Dr. phil. Lisa Peppler
Charité – Universitätsmedizin Berlin
Institut für Medizinische Soziologie und
Rehabilitationswissenschaft
Charitéplatz 1
10117 Berlin
E-Mail: lisa.peppler@charite.de

Prof. Dr. phil. Gudrun Piechotta-Henze
Alice Salomon Hochschule Berlin
Alice-Salomon-Platz 5
12627 Berlin
E-Mail: piechotta@ash-berlin.eu

PD Dr. phil. Liane Alexandra Schenk
Charité – Universitätsmedizin Berlin
Institut für Medizinische Soziologie und
Rehabilitationswissenschaft
Charitéplatz 1
10117 Berlin
E-Mail: liane.schenk@charite.de

Pia-Theresa Sonntag
Charité – Universitätsmedizin Berlin
Institut für Medizinische Soziologie und
Rehabilitationswissenschaft
Charitéplatz 1
10117 Berlin
E-Mail: pia.sonntag@charite.de

Dr. phil. Maya Stagge
IUBH Internationale Hochschule
IUBH Fernstudium
Kaiserplatz 1
83435 Bad Reichenhall
E-Mail: m.stagge@iubh-fernstudium.de

Prof. Dr. phil. Dr. PH Hürrem Tezcan-Güntekin
Alice Salomon Hochschule Berlin
Alice-Salomon-Platz 5
12627 Berlin
E-Mail: tezcan@ash-berlin.eu

Vorwort der Reihenherausgeber

Das Wissen über das Alter, das Altern und die damit einhergehenden Veränderungen, z. B. des Körpers, der Funktionsweisen seiner Organsysteme und der geistigen, seelischen und sozialen Fähigkeiten alt gewordener Menschen, nimmt zu[1]. Hier jedoch den Überblick zu behalten ist aufgrund der wachsenden Zahl beteiligter Wissenschaften nicht einfach. Zudem vergeht i. d. R. erhebliche Zeit, bis Wissen mit Anwendungsbezug verfügbar ist und tatsächlich im Alltag seinen Niederschlag findet. Unter anderem aus diesem Grund werden in der Buchreihe **„Praxiswissen Gerontologie und Geriatrie kompakt"** Themen und aktuelle Wissensbestände dargelegt, die für die alltägliche Praxis professioneller Arbeit für und mit alten Menschen hohe Bedeutung haben. Die Reihe richtet sich an alle Berufsgruppen, die in gesundheitsrelevanten Versorgungsbereichen mit älteren und alten Menschen tätig sind. Der vorliegende Band konzentriert sich dabei auf ältere und alte Menschen mit einem Migrationshintergrund und möchte auch Zugewanderten selbst Hilfestellungen im Umgang mit dem gesundheitlichen Versorgungssystem in Deutschland bieten.

Bekanntermaßen steigt mit zunehmendem Lebensalter die Wahrscheinlichkeit, von chronischen Erkrankungen und Multimorbidität betroffen zu sein. Diese Vulnerabilität scheint ältere Migrantinnen und Migranten besonders zu betreffen. Ihre Gesundheitsrisiken steigen infolge prekärer Lebensbedingungen, geringerer Bildungsmöglichkeiten und/oder wegen der Migrationsgeschichte. Hinzu kommen Zugangsbarrieren zu Leistungen des Gesundheits- und Pflegesystems wie unzureichende Kenntnisse der deutschen Sprache oder soziokulturelle Aspekte[2,3].

Im Jahr 2016 lebten insgesamt 18,6 Millionen Menschen mit Migrationshintergrund in Deutschland, davon waren knapp zwei Millionen 65 Jahre und älter[4]. Die Gruppe der älteren Migrantinnen und Migranten wächst stetig an und wird in Zukunft zunehmend Bedarf an medizinischen und pflegerischen Versorgungsleistungen haben.

Nachdem in dieser Buch-Reihe bereits Bände zu den Themen „Arzneimittel im Alter", „Schmerz im Alter", „Pflegebedürftigkeit im Alter", „Ernährung im Alter", „Demenzielle Erkrankungen im Alter", „Mobilität und Verkehrssicherheit", „Chronische Wunden im Alter" sowie „Zahn- und Mundgesundheit" erschienen sind, vermittelt der vorliegende Band zum Thema „Migration und Alter" Grundlagenwissen zur Verwendung von Begrifflichkeiten sowie zur medizinischen und pflegerischen

1 Gruss P, Hrsg. Die Zukunft des Alterns. Die Antwort der Wissenschaft – Ein Report der Max-Planck-Gesellschaft. München: C. H. Beck; 2007.
2 Berger F. Einleitung. In: Berger F, Hrsg. Kultursensibilität im Krankenhaus. Düsseldorf: Deutsche Krankenhaus Verlagsgesellschaft; 2014: 1–6.
3 Blum K, Steffen P. Kultursensibilität im Krankenhaus. Public Health Forum 2015;23(2):95–96.
4 https://www.it.nrw/statistik/eckdaten/bevoelkerung-privathaushalten-2017-nach-geschlecht-altersgruppen-und [letzter Zugriff: 12.06.2019].

https://doi.org/10.1515/9783110563375-201

Versorgung von Menschen mit Migrationshintergrund. Aktuelle Studienergebnisse sowie Empfehlungen zur Stärkung der Selbstmanagement-Kompetenzen werden ebenfalls vorgestellt. Ideen zur sektorenübergreifenden Zusammenarbeit und Fallbeispiele runden das Profil dieses Bandes ab. Der vorliegende Band bietet den Leserinnen und Lesern somit einen aktuellen Überblick zum Thema Migration und Alter.

Als Herausgeber der Buchreihe danken wir den Autorinnen und Autoren des Bandes herzlich dafür, dass sie ihr Wissen der Idee der Buchreihe zur Verfügung stellen. Frau Dr. Andrea Budnick danken wir für ihre Unterstützung im Entstehungsprozess des Buches. Dem Verlag Walter De Gruyter sind wir sehr dankbar, dass er unsere Ideen zu dieser interdisziplinären Reihe weiter umsetzt.

Adelheid Kuhlmey und Wolfgang von Renteln-Kruse

Inhalt

Teil II: Spezifische Themenfelder: Ergebnisse aus empirischen Studien

Abkürzungsverzeichnis

Abb.	Abbildung
Abs.	Abschnitt
Art.	Artikel
BRD	Bundesrepublik Deutschland
bzw.	beziehungsweise
ca.	circa
DDR	Deutsche Demokratische Republik
DV	Dachverband
et al.	et alia
etc.	et cetera
EU	Europäische Union
Kap.	Kapitel
MDK	Medizinischer Dienst der Krankenversicherung
Mio.	Million
MO	Migrantenorganisation
PGGk	Praxis Gerontologie und Geriatrie kompakt
s.	siehe
SGB	Sozialgesetzbuch
sog.	sogenannte/r
Tab.	Tabelle
Tsd.	Tausend
u.a.	unter anderem
UdSSR	Union der Sozialistischen Sowjetrepubliken
UN	United Nations
USA	United States of America
vgl.	vergleiche
z. B.	zum Beispiel
%	Prozent
§	Paragraph

https://doi.org/10.1515/9783110563375-202

Liane Schenk, Monika Habermann

1 Migration und Alter – eine Einführung

Ein Blick in die Geschichte der Bundesrepublik verrät, dass im Jahre 1974 etwa vier Millionen Menschen mit ausländischem Pass in Deutschland lebten [1]. Sie waren im Rahmen der Anwerbeabkommen als Arbeitsmigrantinnen und Arbeitsmigranten zugewandert und hatten einen nicht unerheblichen Anteil am sogenannten „deutschen Wirtschaftswunder". Entgegen ihrer ursprünglichen Absicht kehrten sie nicht in ihre frühere Heimat zurück, sondern ließen sich dauerhaft in Deutschland nieder. (Spät-) Aussiedler/-innen – eine zweite Zuwanderungsgruppe mit Menschen, die seit den 1950er Jahren aus der vormaligen UdSSR, aus Polen und Rumänien kamen – erhielten nach ihrer Ankunft aufgrund ihrer „deutschen Volkszugehörigkeit" die deutsche Staatsbürgerschaft. Die beiden Zuwanderungsgruppen repräsentieren die zahlenmäßig größten Migrantenpopulationen. Ihre Zuwanderung war staatlicherseits vornehmlich ökonomisch bzw. politisch motiviert, dementsprechend charakterisieren sie verschiedene Anschlusschancen im Zuwanderungsland.

Nur 9,7 % der Menschen mit Migrationshintergrund sind der Gruppe der über 65-Jährigen zuzurechnen [2]. Demgegenüber ist in einigen Regionen Deutschlands jede/r Vierte über 65 Jahre alt. Die in Deutschland lebende Bevölkerung mit Migrationshintergrund ist im Durchschnitt jünger als Menschen ohne Zuwanderungsbiographien. Dies liegt vor allem darin begründet, dass sich zumeist Jüngere zu einer Migration entschließen. Eine der wenigen Ausnahmen bildet die Aussiedlermigration, bei der es oftmals sogar die älteren Generationen waren, die sich noch als Deutsche fühlten und die Auswanderung anstießen. Allerdings steigt der Anteil der über 65-jährigen Zugewanderten rasch. Es wird geschätzt, dass im Jahr 2030 diese Gruppe auf 2,8 Millionen Menschen anwachsen wird, gegenüber 1,5 Millionen im Jahr 2013 [3]. Es sind insbesondere die Arbeitsmigrantinnen und Arbeitsmigranten aus den früheren Anwerbeländern, die nun das Rentenalter erreichen oder bereits erreicht haben. Aber auch (Spät-)Aussiedler/-innen und ihre Nachkommen verbringen ihren Lebensabend in Deutschland. Die Bevölkerung mit Migrationshintergrund ist somit Teil der demographischen Entwicklungen und des gesellschaftlichen Alternsprozesses.

Mit zunehmendem Lebensalter steigt die körperliche und kognitive Anfälligkeit und somit die Wahrscheinlichkeit, von chronischen Erkrankungen und Multimorbidität betroffen zu sein. Es scheint, als würde ein Migrationskontext diese Vulnerabilität erhöhen. Ältere Zugewanderte haben infolge prekärer Lebensbedingungen, Diskriminierungserfahrungen und besonderer Arbeitsbelastungen mit erhöhten Gesundheits- und Pflegerisiken zu rechnen. Sie müssen diese mit durchschnittlich geringeren finanziellen Ressourcen bewältigen als Menschen im Rentenalter ohne Migrationshintergrund. Auch soziale Ressourcen älterer Menschen mit Migrationshintergrund in Form familialer Bindungen und Unterstützungspotenziale sind durch eine Anglei-

https://doi.org/10.1515/9783110563375-001

chung der Lebens- und Arbeitsverhältnisse der nachfolgenden Generationen nicht
mehr wie gewohnt verfügbar. Berufstätigkeit und berufliche Mobilitätserfordernisse
sowie individualisierte Lebensentwürfe der nachfolgenden Generation führen auch
in der Migrationsbevölkerung zu einer Minderung familialer Sorgemöglichkeiten.
Dazu kommen Zugangsbarrieren zu Gesundheits- und Pflegeleistungen wie nicht ausreichende Deutschkenntnisse und soziokulturelle Aspekte [4],[5].

Bereits seit Ende der 1970er Jahre fordern Expertinnen und Experten kultursensible Versorgungskonzepte [6]. Bislang sind stationäre und ambulante Versorgung,
darunter Anbieter von Altenhilfe und altenpflegerischen Leistungen, nur vereinzelt
auf spezifische Bedarfe der älteren Migrantenbevölkerung eingerichtet. Eine migrati-
ons- oder kulturspezifische Versorgung und entsprechende Angebote sind nach wie
vor in vielen Kommunen nicht ausreichend implementiert.

Migrantinnen und Migranten sind eine heterogene Gruppe bezüglich ihres rechtlichen Status, ihrer Zuwanderungs- und Bildungsbiographien sowie hinsichtlich
soziokultureller Merkmale. Eine „interkulturelle Öffnung" von Kranken- und Pflegeeinrichtungen soll eine angemessene Versorgung unabhängig von kultureller oder
sozialer Herkunft gewährleisten. Zumindest ergänzend werden für die in Deutschland
lebende ältere Migrantenpopulation indes muttersprachlich und kulturspezifisch
ausgerichtete Angebote notwendig sein. Migrantenorganisationen signalisieren hier
Bereitschaft, ihre Klientel zu unterstützen, können dies aber aus rechtlichen Gründen
oder aufgrund mangelnder Ressourcen derzeit nur begrenzt umsetzen.

Daraus erwächst ein interdisziplinäres Aufgabenfeld für kommunal Tätige oder
wohlfahrtsverbandlich Beauftragte der Altenhilfe und Pflegeversorgung sowie der
ambulanten und stationären Krankenversorgung. Professionelle Gesundheitsakteure
wie Pflegekräfte, ärztlich und therapeutisch Tätige oder auch Sozialarbeiter/-innen
sind hier einzubinden, ebenso wie Quartiersverantwortliche in den Kommunen. Der
vorliegende Band möchte all denjenigen dienlich werden, die explizit oder implizit im
Bereich von Migration und Alter tätig sind – auch in der Ausbildung bzw. im Studium.

Wir möchten im ersten Teil dieses Buchs (Kap. 2–4) zunächst mit einigen Grundlagen in die Thematik einführen und Schlüsselbegriffe im Bereich der Migrationsfor-
schung klären, Befunde zur sozialen und gesundheitlichen Lage der älteren Zuwan-
derungsbevölkerung zusammentragen und Erklärungsansätze vorstellen, die den
Zusammenhang von Migration, Alter und Gesundheit modellhaft erläutern. Da die
Sprachbarriere eine zentrale Zugangshürde zum medizinischen und pflegerischen
Versorgungssystem darstellt, wird in einem Kapitel der Einsatz von Dolmetscher/
-innen beleuchtet.

Im Hinblick auf die gesundheitliche Lage der älteren Migrantenbevölkerung und
ihre (potenziellen) Bedarfe an pflegebezogenen und anderen unterstützenden Leistungen zur Bewältigung des Alltagslebens im Alter sind fehlende Daten festzuhalten.
Amtliche Statistiken und Routinestatistiken enthalten vielfach keinen Hinweis auf einen Migrationshintergrund. Gesundheitsbezogene Daten und Daten zur Inanspruchnahme von Versorgungsleistungen durch Menschen mit Migrationshintergrund

können daher vielfach nur durch gesonderte Erhebungen ermittelt werden [7],[8]. Umso wichtiger sind bislang empirische Studien, aus denen wir im zweiten Buchteil (Kap. 5–14) Ergebnisse vorstellen möchten. Diese sind so aufbereitet, dass eine allgemeine Einführung in die jeweilige Thematik geboten wird und zentrale Ergebnisse praxisrelevant erörtert werden, indem ggf. Fallbeispiele zur Veranschaulichung vorgestellt und wichtige Implikationen für die Praxis hervorgehoben werden. Jedes empirische Kapitel steht für sich, gleichzeitig ermöglichen jedoch Querverweise auf andere Kapitel, vertieft weiterzulesen. Die Kapitel beziehen verschiedene Akteursperspektiven (ältere Migrantinnen und Migranten, Pflegebedürftige und pflegende Angehörige, Pflegefachkräfte sowie Medizinisches Personal) ein und befassen sich mit Altersbildern und Pflegevorstellungen (Kap. 5, Kap. 6), der ambulanten Pflegeversorgung (Kap. 7), einer diversitätssensiblen Demenz- und Palliativversorgung (Kap. 8, Kap. 9, Kap. 13), Ansätzen der kommunalen Versorgungsplanung (Kap. 10), der Bedeutung von Gesundheitspersonal mit Migrationshintergrund (Kap. 11, Kap. 12) sowie der Gesundheitsförderung von älteren Migrantinnen und Migranten (Kap. 14).

Ein Stichwortverzeichnis ermöglicht schließlich das vertiefte Studium von einzelnen Zusammenhängen, die aus unterschiedlichen inhaltlichen und fachlichen Perspektiven in den verschiedenen Kapiteln beleuchtet werden.

Literatur

[1] Rosa-Luxemburg-Stiftung, Hrsg. Atlas der Migration. Daten und Fakten über Menschen in Bewegung. Paderborn: Bonifatius; 2019.
[2] Die Beauftragte der Bundesregierung für Migration Flüchtlinge und Integration. 11. Bericht der Beauftragten der Bundesregierung für Migration, Flüchtlinge und Integration. Teilhabe, Chancengleichheit und Rechtsentwicklung in der Einwanderungsgesellschaft Deutschland. Paderborn: Bonifatius; 2016.
[3] Die Beauftragte der Bundesregierung für Migration Flüchtlinge und Integration. 10. Bericht der Beauftragten der Bundesregierung für Migration Flüchtlinge und Integration über die Lage der Ausländerinnen und Ausländer in Deutschland. Paderborn: Bonifatius; 2014.
[4] Berger F. Einleitung. In: Berger F, Hrsg. Kultursensibilität im Krankenhaus. Düsseldorf: Deutsche Krankenhaus Verlagsgesellschaft; 2014: 1–6.
[5] Blum K, Steffen P. Kultursensibilität im Krankenhaus. Public Health Forum 2015;23(2):95–96.
[6] Falge C, Zimmermann G, Knischewitzki-Bohlken V et al. Interkulturelle Öffnung im Gesundheitswesen. In: Claude-Hélène Mayer C-H, Vanderheiden E, Hrsg. Handbuch Interkulturelle Öffnung. Grundlagen, Best Practice, Tools. Göttingen: Vandenhoeck & Ruprecht; 2014: 325–370.
[7] Habermann M, Schenk L. Brauchen wir eine migrationssensitive Pflegeberichterstattung? Problemstellungen und Ergebnisse eines Expertenworkshops. In: Beauftragte der Bundesregierung für Migration, Flüchtlinge und Integration, Hrsg. Migrationssensible Datenerhebung für Gesundheits- und Pflegeberichterstattung. Dokumentation einer Fachkonferenz im Bundeskanzleramt am 21. November 2008. Berlin: Westkreuz-Druckerei Ahrens; 2010: 83–93.
[8] Habermann M, Stagge M. Indikatoren für ein Integrationsmonitoring der kommunalen Altenhilfe. Bundesgesundheitsblatt, Gesundheitsforschung, Gesundheitsschutz 2015;6:601–608.

Teil I: Theoretisch-konzeptionelle Perspektiven auf Migration und Alter

Liane Schenk, Lisa Peppler, Monika Habermann

2 Grundlagen

Die Geschichte der Menschheit ist auch eine Geschichte der Migration. Ohne Migrationsbewegungen, so die Überzeugung der Migrationsforscher/-innen, wäre eine Menschheit in heutiger Gestalt nicht denkbar. Noch im Mittelalter bedeutete *ungewandert,* auch unerfahren zu sein [1]. Wanderschaft war Teil der beruflichen Ausbildung oder charakterisierte das Berufsbild wie das des fahrenden Musikanten. Migrationswellen führten zur Besiedlung und Urbanisierung neuer Gebiete. Im 17. Jahrhundert setzten die interkontinentalen Migrationsströme von Europa in die USA ein, bei denen Deutschland im 19. und frühen 20. Jahrhundert eines der führenden Auswanderungsländer war. Migration gehört also zur *conditio humana,* weshalb der Migrationsforscher Klaus J. Bade vom „Homo migrans" spricht [2]. Und heute? Heute leben etwa 3,4 % der Weltbevölkerung nicht in ihrem Geburtsland – das sind 258 Millionen Menschen. Hiervon waren Ende 2017 68,5 Millionen Menschen weltweit auf der Flucht [3]. Infolge von ökonomischen, ethnischen und politischen Konflikten und aufgrund wachsender Klima- und Umweltprobleme wird mit weiter zunehmenden Fluchtbewegungen gerechnet. Die Bundesrepublik zählt inzwischen zu den bedeutendsten Einwanderungsländern, sowohl im Kontext globalisierter Arbeitsmärkte als auch hinsichtlich weltweiter Fluchtbewegungen.

Die vorangegangenen Schilderungen verdeutlichen, dass unter dem Begriff *Migration* ganz verschiedene Aspekte subsumiert werden: Unter räumlichen Gesichtspunkten können die internationale Migration und die Binnenmigration, das heißt die Wanderung über Landesgrenzen hinweg und innerhalb von Landesgrenzen, unterschieden werden. Unter zeitlichen Gesichtspunkten können die temporäre und die dauerhafte Wanderung differenziert werden. Allen Begriffsbestimmungen ist gemeinsam, dass es sich um einen Wechsel bzw. eine Bewegung handelt.

Studien, die gesundheitliche Auswirkungen einer Migration untersuchen, betrachten zumeist die *internationale* Migration.

Als internationale Migration bezeichnet man einen auf Dauer angelegten bzw. einen dauerhaft werdenden Wechsel von einzelnen oder mehreren Menschen in eine andere Gesellschaft bzw. in ein anderes Land [4]. Zumeist spricht man in diesem Zusammenhang auch von der dauerhaften Verlagerung des Lebensmittelpunkts.

Diese Definition schließt unterschiedliche Formen von Migration ein, wie beispielsweise Flucht-, Arbeits- oder die Migration in Folge einer Familienzusammenführung. In der Regel überlagern sich mehrere Ursachen in der Herkunfts- und Zielregion, welche Menschen zu einer Migration veranlassen. Nach einem einfachen Modell werden Push- und Pull-Faktoren unterschieden: zum einen Faktoren, aufgrund derer

https://doi.org/10.1515/9783110563375-002

Menschen ihr Heimatland verlassen (Push), zum anderen Faktoren, die Menschen in ein bestimmtes Land ziehen (Pull). Zu den zentralen Push- und Pull-Faktoren gehören etwa Ungleichgewichte auf dem Arbeitsmarkt, also Erwerbslosigkeit im Auswanderungs- und Arbeitsplatzangebote im Zuwanderungsland. Auch ökonomische Unterschiede und Einkommensdisparitäten zwischen Herkunfts- und Zielregion zählen dazu. Außerdem wirken sich ein unterschiedliches Ausmaß an Umweltproblemen mit ihren Folgen für die Ernährung der Menschen sowie die Anwesenheit bzw. Abwesenheit von Kriegen und politischer Verfolgung auf eine Migrationsentscheidung aus. Darüber hinaus forcieren persönliche Beziehungen zu Verwandten oder Freunden, die bereits migriert sind, eine Wanderungsabsicht.

2.1 Begriffsklärungen: „Race", Ethnizität, (Post-)Migrant/-in und Pendelmigration

In der internationalen gesundheitswissenschaftlichen Forschung werden die Begriffe *race* („Rasse"), *Ethnie* oder *Migrant/-in* genutzt, um Zugewanderte und ihre Nachkommen zu benennen. Die Begriffe unterscheiden sich darin, anhand welcher Merkmale Menschen zu Gruppen zusammengefasst werden.

2.1.1 „Race"

Der Begriff „Rasse" klassifiziert Individuen und Gruppen anhand *biologischer*, vor allem phänotypischer Merkmale wie Hautfarbe oder Schädelform. „Rasse" fungiert als eine zentrale Strukturkategorie zur Einteilung und Hierarchisierung der Menschheit [5]. Die Geschichte des Begriffs ist direkt damit verknüpft, die Überlegenheit der „weißen Rasse" zu behaupten und zugleich Gewalt und Vernichtung gegenüber „anderen", vermeintlich „minderwertigen" Bevölkerungsgruppen zu legitimieren und durchzusetzen. Sozial bedeutsamen biologischen Merkmalen wie der Hautfarbe (und beispielsweise nicht der Haar- oder Augenfarbe) wird ein Bündel an positiv bzw. negativ konnotierten Eigenschaften – wie mehr oder weniger Intelligenz, Moral oder Willensstärke – zugeschrieben und somit Überlegenheit bzw. Unterlegenheit *biologisch* begründet. Eine solche biowissenschaftliche Kategorisierung dient nicht nur der Reproduktion von innergesellschaftlichen und globalen Macht- und Ungleichverhältnissen, sondern zementiert diese als naturgegeben und unabänderlich.

Eine grundlegende Praxis der Konzeptualisierung von „Rasse" ist es, Grenzen zwischen graduellen *biologischen* Differenzen zu ziehen und Menschen in einander ausschließenden Gruppen zu kategorisieren. Diesen Gruppen werden Wertungen und Differenzstereotypen zugeordnet, die soziale Verhältnisse der Über- und Unterordnung begründen und festschreiben.

Seit dem Zweiten Weltkrieg und den rassistischen Verbrechen des Nationalsozialismus wurden Erkenntnisse gewonnen, welche die Grundlage einer biologischen Klassifikation von Menschengruppen wissenschaftlich widerlegen. Eine wirkmächtige biowissenschaftliche Argumentation gegen eine „Rasse"-Kategorisierung ist jene der weit größeren (biologischen) Vielfalt innerhalb einer Gruppe im Vergleich zur Differenz zwischen verschiedenen geographischen Populationen [6]. In eine ähnliche Richtung zielen wissenschaftliche Belege, dass alle Menschen von afrikanischen Vorfahren abstammen und zu 99,9 % genetisch identisch sind [7],[5]. Indes erfahren rassifizierende Populationskonzepte eine neue Renaissance im Zuge einer „gruppenspezifischen" oder „individualisierten" Medikalisierung. Dass „rassenspezifische" Präparate für bestimmte Populationen entwickelt werden, gilt als Evidenz für die Existenz dieser Populationen. Ebenso werden Zusammenhänge verkehrt, wenn biologische Befunde genutzt werden, um *soziale* Gruppen zu erklären und zu klassifizieren. Nach dieser Lesart belegen z. B. Diskriminierungserfahrungen infolge der Hautfarbe und die daraus resultierenden messbaren gesundheitlichen Belastungen die – wenn auch sozial hergestellte – Existenz von „Rasse". Obgleich eine biologische Unterteilung der Spezies Mensch aufgrund ihrer komplexen Vielfalt zoologisch keinen Sinn macht, sind „Rassekonzepte" nach wie vor eine Denkfigur des Alltagshandelns.

In Deutschland wird der Begriff „Rasse" seit den durch Rassengesetzgebung und -ideologie gestützten nationalsozialistischen Völkermorden und Verbrechen nicht mehr genutzt. Im internationalen Kontext wird *„race"* allerdings als wissenschaftliche Kategorie sowie im administrativen Bereich oder als Grundlage amtlicher Statistiken weiterhin verwendet. Die UNESCO schlug bereits kurz nach Ende des Zweiten Weltkriegs im Jahr 1947 vor, dem biologischen Konzept von „Rasse" das Konzept der *ethnischen Gruppen* entgegenzusetzen, das auf *soziokulturellen* Merkmalen basiert [8].

2.1.2 Ethnie

Innerhalb eines Nationalstaates leben verschiedene ethnische Gruppen; ethnische Gruppen existieren aber auch häufig über Nationalstaaten hinweg. Die Zugehörigkeit zu Nationalstaaten – also Staatsbürgerschaften – ist demnach nicht immer deckungsgleich mit der Zugehörigkeit zu einer Ethnie.

Die Zuordnung zu einer ethnischen Gruppe („Ethnie") fußt auf historischen und kulturellen Gemeinsamkeiten, wie z. B. Bräuchen und Ritualen, Essgewohnheiten und typischen Speisen oder der Art und Weise, wie man sich begrüßt. Auch eine geteilte und in Erzählungen transportierte Geschichte, Religion und Sprache sind wichtige Aspekte, die eine ethnische Gemeinschaft ausmachen können.

In vielen Nationalstaaten verfügen die verschiedenen ethnischen Gruppen über unterschiedliche Macht- und Einflussmöglichkeiten, was zu erheblichen Konflikten führen kann. Ethnizität kann darüber hinaus eine maßgebliche Bestimmungskraft für die Identitätsbeschreibung von Menschen haben. Ethnizität bzw. die Zugehörigkeit zu ethnischen Gruppen ist allerdings keine feststehende Tatsache, sondern wird entweder von einem Menschen selbst empfunden oder von anderen zugeschrieben. Um diesen dynamischen Prozess der Selbst- und Fremdzuschreibungen zu unterstreichen, spricht man von *Ethnisierung*.

Prozesse der Ethnisierung werden im Zusammenhang mit Migration relevant, wenn unterschiedliche ethnische Gruppen miteinander in Kontakt kommen. Denn ethnische Gruppen werden insbesondere in Abgrenzung zu anderen ethnischen Gruppen begründet. Dabei werden zumeist nur die zugewanderten Minderheiten und nicht die Mehrheitsgesellschaft eines Landes als ethnische Gruppe wahrgenommen, obgleich auch diese sich über gemeinsame Geschichte und Kultur definieren. Wenn Menschen über internationale Grenzen hinweg migrieren, werden sie häufig von Mitgliedern der Mehrheitsgesellschaft in ihrem Herkunftsland zu Mitgliedern einer ethnischen Gruppe in ihrem Zielland (gemacht). Die Identifizierung mit einer ethnischen Gruppe wird dadurch oft erst nach dem Ankommen in der neuen Gesellschaft gewissermaßen erlernt und institutionell verfestigt [9]. Der folgende Interviewausschnitt einer Studie mit zugewanderten Akademikerinnen dokumentiert, was als Ethnisierung, also als Zuschreibung einer *ethnischen Zugehörigkeit*, bezeichnet wird.

Mine, Akademikerin, aufgewachsen in einem säkularisierten mittelständischen Haushalt in der Türkei, gehörte der Mehrheitsgesellschaft an und hatte rassistische Attribuierungen im Herkunftsland nicht erfahren. In einem qualitativen Interview erzählt sie:

> „Als ich in der Türkei gelebt habe, da war das für mich kein Thema. Türkin sein, Nationalität so, das war überhaupt kein Thema, ja. (4) [= 4 Sekunden Erzählpause] Das hat für mich kaum eine Rolle gespielt und dann bin ich hierhergekommen, dann bin ich zur Türkin geworden oder gemacht worden" [10]. Auf die Frage, ob sie Stereotypisierungen erfahren hat, antwortet sie: „Ja, eine Kopftuch tragende Türkin, die dem Mann untergeordnet ist und kein eigenes Leben hat. Die Türkei ist ein unterentwickeltes Land, die sind ganz anders" [10].

Mine wird nicht als Frau wahrgenommen, sondern als *„andere Frau"*. Das Beispiel erinnert aber auch daran, dass Menschen je nach ethnischer Herkunft unterschiedliche Zuschreibungen erfahren. Untersuchungen belegen eine Hierarchie in der Bewertung von ethnischen Gruppen, die sowohl die Mehrheitsbevölkerung eines Landes als auch die betreffenden Minoritäten kennen [11]. Dabei korrespondiert die Position innerhalb dieser Rangfolge mit der jeweiligen sozioökonomischen Position der Migrantengruppe innerhalb der Gesellschaft. Das heißt, je besser die sozioökonomische Lage einer Migrantengruppe, desto positiver fallen die Bewertungen aus, die sie erfährt – und umgekehrt: je niedriger die soziale Platzierung, desto negativer die Zuschreibungen. Vieles spricht dafür, dass die „ethnische Hierarchie" und die mit ihr verknüpften stereotypen Auf- und Abwertungen der Legitimierung eben dieser sozialen Ungleichheit dienen [11]. Weiterhin verweist das Beispiel auf die Praxis einer geschlechtsspezifischen Ethnisierung. Die zugeschriebenen Merkmale differenzieren zumeist zwischen weiblich und männlich. Ein türkischer Mann wird also andere Zuschreibungen erfahren als eine türkische Frau. Es werden in unserem Beispiel Geschlechterstereotype reproduziert, die patriarchal-autoritäre Beziehungen zwischen den Geschlechtern unterstellen und somit der Frau eine untergeordnete Position zuweisen.

Ethnische Gruppen und ihre Mitglieder werden von der Mehrheitsgesellschaft häufig mit Vorurteilen und negativen Stereotypen verbunden. Daraus resultieren vielfältige Formen von Diskriminierung, sei es im Alltag, am Arbeitsplatz oder in der Gesundheitsversorgung. Solche Diskriminierungserfahrungen können gesundheitliche Probleme verursachen, die sich psychisch oder psychosomatisch äußern.

Die Wahrnehmung unserer sozialen Umwelt ist heute vielfach vom „Paradigma kultureller Differenz" [12] geprägt. Deshalb werden Konflikte meistens mit kulturellen Unterschieden erklärt, die bei näherer Betrachtung andere Gründe haben können. Ein Erklärungsansatz zu Konflikten im Migrationskontext sieht diese Gründe darin, dass die Beziehung zwischen Mehrheitsgesellschaft und ethnischen Minderheiten eine Variante der Beziehung zwischen den bereits Etablierten und den neu ankommenden Außenseitern darstellt [13]. Bei dem Verhältnis zwischen Alteingesessenen und Neuankömmlingen geht es im Kern um eine ungleiche Machtbalance: Die etablierte Gruppe strebt danach, die noch neuen Außenseiter von gehobenen Positionen und Ressourcen auszuschließen, um ihren eigenen Status zu sichern. Diese ungleiche Machtverteilung ermöglicht der alteingesessenen Gruppe auch die effektive Stigmatisierung der neuen Außenseitergruppe. Ethnische Erklärungen verschleiern also weitgehend den eigentlich zentralen Aspekt, dass es sich um Machtunterschiede zwischen den Gruppen handelt.

2.1.3 (Post-)Migrant/-in

Wie gezeigt, klassifizieren die Begriffe „race" und „Ethnizität" Menschen anhand von biologischen bzw. soziokulturellen Merkmalen. Die Bezeichnung *„Migrant/-in"* zielt hingegen auf die Migration als ein lebensgeschichtliches Ereignis, mit dem typische Erfahrungen verknüpft sind: Wenn Menschen Landesgrenzen überschreiten, müssen sie sich im Zielland neu zurechtfinden. Sofern bisherige alltägliche Gewissheiten plötzlich nicht mehr greifen, wird es erforderlich, sich in der unbekannten Gesellschaft sozial neu zu orientieren und erlernte kulturelle Praktiken zu transformieren. Das heißt auch, sich in einem anderen Gesundheitssystem und einer anderen medizinischen Kultur bewegen zu lernen.

Migration ist zumeist ein Familienprojekt, ein kollektiver Lebensentwurf, der mehrere Generationen einer Familie einschließt. So begründen Eltern häufig ihre Migrationsentscheidung mit dem Ziel, ihren Kindern ein besseres Leben ermöglichen zu wollen. Sie formulieren damit ein Migrationsziel, welches erst die nachfolgenden Generationen einlösen können. Zudem können Exklusionserfahrungen infolge eines

„ethnischen Minderheitenstatus" generationenübergreifend andauern. Dies stellt gewissermaßen eine Fortsetzung des Migrationshintergrundes dar, wenngleich diese familiale Generation nicht immer selbst die Migrationserfahrung gemacht hat. Diese Nachkommen aus migrierten Familien bezeichnet man als *Postmigrant/-in*. Zugleich verweist der Begriff *Postmigration* auf gesellschaftliche Transformationsprozesse, die durch Zuwanderung angestoßen werden [28].

Im Zusammenhang mit Migration werden zudem häufig die Begriffe *Integration*, *Akkulturation* und *Assimilation* verwendet. *Integration* bedeutet – auch unabhängig von einem Migrationshintergrund – möglichst gleichberechtigte Chancen auf Teilhabe in zentralen gesellschaftlichen Bereichen, dazu gehört die gesundheitliche und pflegerische Versorgung. *Akkulturation* beschreibt Anpassungsprozesse, die sich durch den Kontakt zwischen Mitgliedern unterschiedlicher Kulturen ergeben, wobei sich beide Gruppen durch den Austausch verändern (Prinzip der Gegenseitigkeit). Mit *Assimilation* wird hingegen die alleinige Anpassung von Immigrierten an die einheimische Mehrheitsgesellschaft verstanden (Prinzip der Einseitigkeit).

Migrantinnen und Migranten führen zumeist ein grenzüberschreitendes Leben, das sowohl das Herkunfts- als auch das Zielland umfasst. Sie arbeiten und leben mit ihrer Familie in Deutschland, halten gleichzeitig engen Kontakt zu Verwandten und Freunden in ihrer alten Heimat und besuchen sie regelmäßig. Sie pflegen einen *transnationalen* Lebensstil. Bei älteren Zugewanderten türkischer Herkunft, die ihr aktives Arbeitsleben in Deutschland beendet haben, nimmt dies häufig eine spezielle Form an [14],[15],[16],[17]. Dabei handelt es sich um einen zirkulären Migrationsprozess, der auch *Pendelmigration* genannt wird. Die Formen der Pendelbewegungen sind vielfältig, viele Ältere verbringen z. B. die Sommermonate in ihrem türkischen Herkunftsort und die Wintermonate bei ihren Kindern und Enkeln in Deutschland, andere pendeln häufiger für kürzere Zeiträume. Die Ausgestaltung der Pendelmigration steht dabei in einem ambivalenten Zusammenhang mit Gesundheit: Einerseits schätzen die Älteren das warme Klima der Türkei, welches sich gerade bei gesundheitlich Beeinträchtigten positiv auswirkt, andererseits wird die Trennung von der Familie in Deutschland als belastend empfunden [15]. Ältere Pendelmigrantinnen und -migranten, die sich auf gute medizinische und pflegerische Versorgung angewiesen fühlen, nutzen eher das deutsche Gesundheitssystem, das ihnen vertrauter und in vielerlei Hinsicht günstiger erscheint als das türkische [14]. Außerdem haben sie häufig ihre langjährigen Ärztinnen und Ärzte in Deutschland, die nicht selten auch türkischer Herkunft sind (vgl. Kap. 11). Im Falle einer Pflegebedürftigkeit nutzen die meisten Pendelmigrantinnen und -migranten ebenfalls eher die Angebote in Deutschland, weil die Pflegekosten hier von der Pflegeversicherung getragen werden – anders als in der Türkei [15]. Insofern beeinflussen die nationalen Gesundheits- und Pflegesysteme beider Länder den Lebensstil der Pendelmigrantinnen und -migranten im Alter [17].

2.2 Zentrale Zuwanderungsgruppen in Deutschland

Wie jedes Land, blickt auch Deutschland auf seine typische Zuwanderungsgeschichte und -struktur (Tab. 2.1). Die hiesigen zentralen Zuwanderergruppen unterscheiden sich unter anderem hinsichtlich Herkunftsland, Nationalität, Migrationszeitpunkt, Aufenthaltsstatus, Einwanderergeneration, sozioökonomischer Lage sowie hinsichtlich ihrer sozialen Akzeptanz durch die Mehrheitsbevölkerung. Infolgedessen variieren auch ihre Anschlusschancen im Zuwanderungsland.

Tab. 2.1: Phasen deutscher Migrationsgeschichte seit 1949 [18].

Zeit	Beschreibung	Rahmenbedingungen
1949 bis 1961	Erste Hochphase der Wanderungen von Ost- nach Westdeutschland (ca. 2,7 Mio. Übersiedler/-innen)	– Aufteilung Deutschlands unter den Alliierten in vier Sektoren nach dem Zweiten Weltkrieg – Osten (später DDR): – sowjetischer Sektor – Westen (später BRD): französischer, britischer und amerikanischer Sektor
Seit 1950	BRD: Zuwanderung von (Spät-)Aussiedler/-innen und ihren Familienangehörigen (ca. 4,5 Mio.) aus der früheren UdSSR, Polen und Rumänien	– Dauerhaft angelegte Migration – Familienmigration – „Deutsche Volkszugehörige" im Sinne des Grundgesetzes (Art. 116) – Erhalt der deutschen Staatsangehörigkeit – Staatliche Integrationshilfen – Bundesvertriebenengesetz
1955 bis 1973	BRD: Anwerbung von Arbeitskräften (ca. 14 Mio. „Gastarbeiter/-innen"), vornehmlich aus Italien, Griechenland, Türkei und dem ehemaligen Jugoslawien	– Staatliche Anwerbeabkommen – Zuweisung un- und angelernter Tätigkeiten – Temporär angelegter Aufenthalt (Rotationsprinzip) – Hohe Rückkehrorientierung (ca. 11 Mio. kehrten zurück)
1965 bis 1990	DDR: Anwerbung von Arbeitskräften (ca. 500.000 „Vertragsarbeiter/-innen"), vornehmlich aus Polen, Ungarn, Angola, Kuba, Mosambik und Vietnam	– Staatliche Anwerbeabkommen – Zuweisung un- und angelernter Tätigkeiten – Temporär angelegter Aufenthalt (Rotationsprinzip) – Hohe Bleibeorientierung nach Mauerfall
1973 bis 1985	BRD: Einwanderung der Familien der Arbeitsmigrantinnen und -migranten aus den ehemaligen Anwerbeländern (sog. Familiennachzug)	– Anwerbestopp 1973 aufgrund drohender Arbeitslosigkeit (Rezession) – Arbeitskräfte, die nicht in ihre Herkunftsländer zurückkehrten, holten ihre Familien in die BRD nach – Wiedereinreiseverbot für Personen aus Herkunftsstaaten von außerhalb der Europäischen Gemeinschaft (z. B. Türkei)

Tab. 2.1: (fortgesetzt) Phasen deutscher Migrationsgeschichte seit 1949 [18].

Zeit	Beschreibung	Rahmenbedingungen
1981 bis 1998	BRD: Fluchtmigration aus Krisengebieten innerhalb und außerhalb Europas (Asylsuchende), bis ca. 1990 vornehmlich aus afrikanischen und asiatischen Herkunftsländern, danach vornehmlich aus ost- und südosteuropäischen Herkunftsländern	– Restriktive Migrationspolitik – Seit 1987: fünfjähriges Arbeitsverbot für Asylsuchende – Seit 1991: Vorrang von Inländern bei der Besetzung von Arbeitsstellen („Inländerprimat") – Änderung des Asylrechts durch die „Drittstaatenregelung" 1993
1988 bis 1991	Zweite Hochphase der Wanderungen von Ost- nach Westdeutschland (ca. 1,4 Mio.)	– Wiedervereinigung Deutschlands, Grenzöffnung 1989/90
Seit 2005	Freizügigkeit innerhalb der Europäischen Union (EU) (ca. jede dritte in Deutschland lebende Person ohne deutsche Staatsbürgerschaft kommt aus einem anderen Land der EU)	– Freizügigkeitsgesetz/EU: Bürger/-innen der EU haben grundsätzlich das Recht, sich in jedem Mitgliedsstaat aufzuhalten und dort erwerbstätig zu sein
Seit 2015	Fluchtmigration aus Krisengebieten außerhalb Europas (Asylsuchende), vornehmlich aus Syrien, Irak, Nigeria, Afghanistan und Eritrea (2018: ca. 1,1 Mio.)	– Restriktive Migrationspolitik – Asylgesetz von 1993 – Grundgesetz (Art. 16a) – Aufenthaltsgesetz (§ 23) – Genfer Flüchtlingskonvention – UN-Anti-Folter-Konvention

Eine amtliche Statistik, die Auskunft über die Zusammensetzung unserer Bevölkerung gibt, ist der Mikrozensus. Dies ist eine jährliche Befragung von 1 % der Haushalte in Deutschland. Bis 2005 wurde in dieser Befragung nur das Merkmal *Staatsangehörigkeit* erfasst, um Migrantinnen und Migranten im Datensatz zu identifizieren. Mittlerweile werden nunmehr Menschen mit Zuwanderungsbiographie und Kinder von zugewanderten Menschen unabhängig von ihrer Staatsangehörigkeit, also auch Eingebürgerte oder (Spät-)Aussiedler, in dieser Befragung als Population mit Migrationshintergrund abgebildet. Die beiden letzteren Gruppen verfügen über eine deutsche Staatsbürgerschaft. Die vormals übliche Unterscheidung zwischen Menschen deutscher und nichtdeutscher Staatsangehörigkeit (sog. Ausländer/-innen) wurde als nicht mehr aussagekräftig genug erachtet. Soziostrukturelle Entwicklungen im Zusammenhang mit Zuwanderung können auf dieser Grundlage nicht differenziert genug beschrieben werden. So zeigten beispielsweise Befunde der internationalen PISA-Studien im Bildungswesen [19], dass die Nachkommen von Zugewanderten, selbst wenn sie in Deutschland geboren wurden und über die deutsche Staatsbürgerschaft verfügen, geringere Bildungserfolge haben. Auch für Problemstellungen und Ressourcen im Gesundheits- und Pflegebereich, die Partizipation, Teilhabe und beobachtbare Zugangsbarrieren betreffen, ist die Unterscheidung zwischen Ausländer/-innen und Menschen mit deutscher Staatsbürgerschaft nicht ausreichend. In Deutschland alt geworden oder im Alter zugereiste, anerkannte (Spät-)Aussiedler/-innen wie auch Zugewanderte mit erworbener deutscher Staatsbürgerschaft und Menschen mit nichtdeutschem Pass werden daher im Mikrozensus als Menschen mit Migrationshintergrund erfasst.

Im Jahr 2016 lebten insgesamt 18,6 Millionen Menschen mit Migrationshintergrund in Deutschland. Der Anteil an der Gesamtbevölkerung lag damit bei 22,5 %. Mehr als die Hälfte der Menschen mit Migrationshintergrund haben die deutsche Staatsbürgerschaft. Das heißt, sie wurden eingebürgert, sind (Spät-)Aussiedler/-innen oder es handelt sich um Nachkommen von mindestens einem Elternteil mit Zuwanderungsbiographie. Die Zuwanderungsgruppen lassen sich seit der neueren Erfassungspraxis des Migrationshintergrunds im Mikrozensus differenziert nach den hauptsächlichen Herkunftsländern darstellen. Kleinere und zahlenmäßig sehr kleine Zuwanderungsgruppen in Deutschland können allerdings nur begrenzt in die statistischen Berechnungen aufgenommen werden. So sind derzeit insgesamt 190 Nationalitäten in Deutschland vertreten [20] und einige dieser Gruppen im Rahmen der jährlichen Erhebungen nicht isoliert abbildbar. Abb. 2.1 beinhaltet daher nur die wesentlichsten Herkunftsländer.

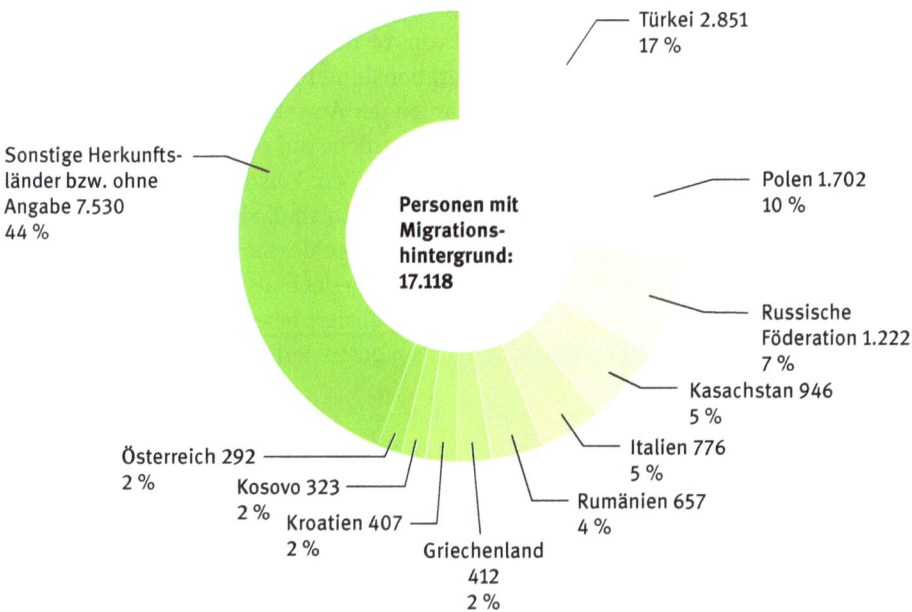

Abb. 2.1: Bevölkerung mit Migrationshintergrund im Jahr 2015 (in Tsd.) [21].

Erkennbar ist die Population türkischer Herkunft am stärksten vertreten. Die Migrationsbiographie dieser Menschen ist in vielen Fällen mit der Anwerbung von sogenannten Gastarbeiter/-innen für die florierenden deutschen Nachkriegsindustrien und den Bausektor verknüpft. Zugewanderte aus Polen, der Russischen Föderation und aus Kasachstan wiederum sind vielfach als (Spät-)Aussiedler/-innen eingewandert. Als (Spät-)Aussiedler/-innen werden seit 1993 im amtlichen Sprachgebrauch Menschen bezeichnet, die nach einem Prüfverfahren als „deutsche Volkszugehörige" im Sinne des Grundgesetzes nach Deutschland übersiedeln konnten. Zuvor wurden diese Zugewanderten als Aussiedler/-innen nach dem Bundesvertriebenengesetz behandelt. Beide Gruppen umfassen Angehörige von deutschen Minderheiten, deren Familien teilweise seit Generationen in Ostmitteleuropa, Osteuropa, Südosteuropa und in Asien gelebt hatten. Seit dem Jahre 2009 weist der Mikrozensus – wie in Abb. 2.1 ersichtlich – Spätaussiedler/-innen nach Herkunftsländern aus [20].

Menschen aus weiteren Herkunftsländern sind in deutlich geringerer Zahl vertreten. In einer amtlichen Statistik, die altersstratifiziert ausgelegt ist, werden sie in der Altersgruppe 65 plus möglicherweise gar nicht mehr extra ausgewiesen. Das trifft beispielsweise auf die 167.000 Menschen zu, die als Herkunftsland Vietnam angegeben haben [20]. Dies hat Konsequenzen für die Analyse der Versorgung und Bedarfsplanungen. Der Nachweis einer gelingenden Teilhabe an gesundheits- und pflegebezogenen Versorgungsangeboten bei statistisch kleinen Gruppen stellt schon auf nationaler Ebene ein Problem dar. Auf regionaler und kommunaler Ebene, wo die konkrete Versorgungsplanung, -umsetzung und -evaluation stattfinden sollte, sind ihre Belange ebenso unterrepräsentiert (vgl. Kap. 10).

Versorgungsleistungen sind abhängig vom rechtlichen Status der Zugewanderten. Die aktuell ältere Bevölkerung mit Migrationshintergrund setzt sich vorwiegend aus Arbeitsmigrantinnen und Arbeitsmigranten der Anwerbeländer und (Spät-)Aussiedler/-innen zusammen, die in der Regel Ansprüche auf eine gesetzliche gesundheitliche und pflegerische Versorgung erworben haben. Personen, die aufgrund von Flucht und Vertreibung nach Deutschland gekommen sind, sind überwiegend noch jüngeren Alters. Von einer legalen Versorgung ausgeschlossen sind indes papierlose ältere Migrierte. Ihre gesundheitliche Situation ist jedoch als besonders vulnerabel einzuschätzen, wenn sie bereits viele Jahre illegalisiert leben und dadurch die mit dem Alter ohnehin steigenden Krankheitsrisiken potenziert werden.

2.3 Soziale und gesundheitliche Lage der älteren Migrationsbevölkerung

Einflussfaktoren wie Bildung, Einkommen und Erwerbstätigkeit bestimmen die soziale Lage von Individuen und Bevölkerungsgruppen. Als ein weiterer wichtiger Indikator gilt die Armutsgefährdung. Eine solche trifft auf Menschen zu, deren Einkommen weniger als 60 % des mittleren Grundeinkommens beträgt [22]. Die Beauftragte für

Migration, Flüchtlinge und Integration [23] stellt Daten zur sozialen Lage von Menschen mit Migrationshintergrund aus unterschiedlichen Erhebungen (Mikrozensus, Socioeconomic Panel [SOEP], Armuts- und Reichtumsbericht der Bundesregierung) zusammen: Migrantinnen und Migranten in allen Altersgruppen haben demnach ein deutlich höheres Armutsrisiko als Menschen ohne Zuwanderungsbiographie: 27,7 % gegenüber 12,5 %. Höhere Bildung vermindert das Armutsrisiko bei Menschen ohne Migrationshintergrund. Für Menschen mit Migrationshintergrund trifft dies aber nicht in gleichem Maße zu. Mit Hochschulabschluss beträgt das Armutsrisiko in dieser Gruppe immer noch 20,5 % gegenüber 8,4 % bei Hochschulabsolventen ohne Migrationshintergrund. Ebenso eklatant differieren die Arbeitslosenquoten. Personen mit Migrationshintergrund waren 2015 mit 14,1 % betroffen, gegenüber 6,2 % der Menschen ohne Migrationshintergrund. In der Zeittiefe ist weiter festzustellen, dass das Armutsrisiko der Menschen mit Migrationshintergrund seit vielen Jahren mehr als doppelt so hoch ist wie bei Menschen ohne Migrationshintergrund. Eine erkennbare Wende dieser Ungleichheit zeichnet sich nicht ab.

Diese Befunde haben Auswirkungen auf die soziale Absicherung von Migrantinnen und Migranten im Alter. Deren Renteneinkünfte sind deutlich niedriger als in der Bevölkerungsgruppe ohne Zuwanderungsbiographie. Insbesondere Arbeitsmigrantinnen und Arbeitsmigranten, die in den 1950er und 1960er Jahren nach Deutschland kamen, haben infolge des erhöhten Armutsrisikos geringere Rentenbezüge [24]. Sie sind zudem später in das Erwerbsleben eingetreten und haben damit geringere Anrechnungszeiten erworben. Eine Analyse des Deutschen Instituts für Wirtschaftsforschung (DIW) zeigt, dass fast 50 % der Arbeitsmigrantinnen und Arbeitsmigranten erst im Alter zwischen 21 und 40 Jahren in das Erwerbsleben eintraten. Demgegenüber hat die Bevölkerung ohne Zuwanderungsbiographie durchschnittlich mit 17 Jahren eine rentenwirksame Tätigkeit aufgenommen. Im Gegensatz zu den Arbeitsmigrantinnen und Arbeitsmigranten erhalten (Spät-)Aussiedler/-innen im Mittel höhere Rentenbezüge, da ihre erworbenen Rentenanwartschaften aus dem Ausreiseland zumindest partiell angerechnet werden [25]. Renteneinkünfte unterliegen, so das DIW, somit einer Hierarchisierung: Menschen ohne Migrationshintergrund haben das höchste Renteneinkommen, die Gruppe der (Spät-)Aussiedler/-innen das zweithöchste. Am niedrigsten sind laut DIW die Rentenzahlungen der aus der Türkei stammenden Bevölkerung. Die soziale Lage von Menschen mit Migrationshintergrund ist im Alter folglich vielfach von prekären Einkommensverhältnissen und von der Notwendigkeit öffentlicher Transferleistungen (z. B. Bezug von Grundsicherung und Wohngeld) bestimmt [25].

Eine noch bestehende Ressource älterer Zugewanderter wird in der Stabilität intergenerationaler Beziehungen gesehen. Vielfach können ältere Migrantinnen und Migranten auf ein familiales Unterstützungspotenzial vertrauen, leben in enger Nachbarschaft oder bei den Kindern im Haushalt [23]. Allerdings wird davon ausgegangen, dass sich dieses Merkmal der Migrationsbevölkerung in Anbetracht einer höheren Erwerbsbeteiligung der Frauen mit Migrationshintergrund und steigender beruflicher

Mobilität an die Bevölkerung ohne Migrationshintergrund angleicht. Auch können Pflegenotwendigkeiten der älteren Generation unter dem Vorzeichen veränderter Lebensumstände der Nachkommen erhebliches intergenerationales Konfliktpotenzial in den Familien beinhalten [24]. Versorgungsbezogen ist es wichtig zu bedenken, dass diejenigen Älteren mit Migrationshintergrund, die nicht oder nur begrenzt auf familiale Unterstützung zurückgreifen können, als besonders vulnerable Gruppe zu erachten sind und damit besonderer Aufmerksamkeit bedürfen.

In der Gesundheitsberichterstattung des Bundes wurden vom Robert Koch-Institut folgende Erkenntnisse mit Auswirkung auf die ältere Migrationsbevölkerung vorgestellt [26]: Maßnahmen zur Früherkennung von Erkrankungen und Prävention werden von Menschen mit Migrationshintergrund seltener in Anspruch genommen als von der Bevölkerungsgruppe ohne Migrationshintergrund. Es wird von einer größeren Häufigkeit von Diabetes mellitus (Typ 2) berichtet, generell begleitet von häufiger festgestelltem schweren Übergewicht (Adipositas) sowie häufiger auftretenden psychischen Störungen wie z. B. depressiven Verstimmungen. Das Robert Koch-Institut verweist zwar darauf, dass Menschen mit Migrationshintergrund im Vergleich zur Mehrheitsbevölkerung erhöhte Gesundheitsrisiken aufweisen können. Die Ursache sei aber nicht die Migration an sich, sondern es seien die Gründe und Umstände einer Migration sowie die Lebens- und Arbeitsbedingungen im Zielland. Gerade für zugewanderte Arbeitsmigrantinnen und Arbeitsmigranten, die sich heute im Rentenalter befinden und vielfach auf schwere körperliche Arbeitsphasen zurückblicken, ist daher festzuhalten, dass ein schlechterer Gesundheitszustand und infolge dessen ein früherer und größerer Pflegebedarf als in der Bevölkerung ohne Migrationshintergrund konstatiert wird [26],[27].

Literatur

[1]   Geremek B. Der Außenseiter. In: Le Goff J, Hrsg. Der Mensch des Mittelalters. Frankfurt am Main: Campus; 1990.

[2]   Bade KJ. Europa in Bewegung: Migration vom späten 18. Jahrhundert bis zur Gegenwart. München: Beck; 2002.

[3]   UNHCR – United Nations High Commissioner for Refugees. Global Trends: Forced Displacement in 2017. UNHCR; 2018. https://www.unhcr.org/5b27be547.pdf [letzter Zugriff: 28.05.2019].

[4]   Treibel A. Migration in modernen Gesellschaften: Soziale Folgen von Einwanderung, Gastarbeit und Flucht. 3. Aufl. Weinheim: Juventa; 2003.

[5]   Plümecke T. Die neuen Differenzen der Lebenswissenschaften. „Rasse", Genetik und die ungenutzten Potenziale der Soziologie. In: Müller M, Zifonun D, Hrsg. Ethnowissen. Wiesbaden: Springer VS, 2010: 423–449. https://doi.org/10.1007/978-3-531-92449-6_17 [letzter Zugriff: 28.05.2019].

[6]   UNESCO – United Nations Educational, Scientific and Cultural Organization. The Race Question. Paris: UNESCO Publication; 1950. http://unesdoc.unesco.org/ark:/48223/pf0000128291 [letzter Zugriff: 28.05.2019].

[7]   Kerner I. Gibt es einen „Neo-Biologismus"? In: AG gegen Rassismus in den Lebenswissenschaften, Hrsg. Gemachte Differenz. Münster: Unrast; 2009: 66–81.

[8]   Palm K. Der „Rasse"-Begriff in der Biologie nach 1945. In: AG gegen Rassismus in den Lebens-
       wissenschaften, Hrsg. Gemachte Differenz. Münster: Unrast; 2009: 240–255.
[9]   Berking H. Der Migrant. In: Moebius S, Schroer M, Hrsg. Diven, Hacker, Spekulanten: Sozialfi-
       guren der Gegenwart. Berlin: Suhrkamp; 2010: 291–302.
[10] Rodriguez G. Intellektuelle Migrantinnen — Subjektivitäten im Zeitalter von Globalisierung.
       Eine postkoloniale dekonstruktive Analyse von Biographien im Spannungsverhältnis von Eth-
       nisierung und Vergeschlechtlichung. Wiesbaden: Springer VS; 1999.
[11] Jäckle N. Die Ethnische Hierarchie in Deutschland und die Legitimierung der Ablehnung und
       Diskriminierung ethnischer Minoritäten. Über den Konsens in den individuellen Vorurteilen von
       Mitgliedern einer Gesellschaft. Marburg: Philipps-Universität Marburg; 2008. http://archiv.
       ub.uni-marburg.de/diss/z2008/0475/pdf/dnj.pdf [letzter Zugriff: 28.05.2019].
[12] Sökefeld M. Zum Paradigma kultureller Differenz. In: Johler R, Hrsg. Europa und seine Fremden:
       Die Gestaltung kultureller Vielfalt als Herausforderung. Bielefeld: transcript; 2007: 41–57.
[13] Elias N, Scotson JL. Etablierte und Außenseiter. Frankfurt am Main: Suhrkamp; 2010.
[14] Krumme H. Fortwährende Remigration: Das transnationale Pendeln türkischer Arbeitsmigran-
       tinnen und Arbeitsmigranten im Ruhestand. Zeitschrift für Soziologie 2004;33:138–153.
[15] Yilmaz T. Transnationale Migration: Dargestellt am Beispiel des Pendelns älterer türkischer
       Migrantinnen und Migranten. Dortmund: Universität Dortmund; 2011.
[16] Sparacio F. Pendeln im Alter: Eine Fallstudie zu transnationaler Migration zwischen Deutsch-
       land und der Türkei. (Untersuchungen des Ludwig-Uhland-Instituts), Untersuchungen, Band
       119. Tübingen: Tübinger Vereinigung für Volkskunde e. V.; 2016.
[17] Strumpen S. Ältere Pendelmigranten aus der Türkei: Alters- und Versorgungserwartungen im
       Kontext von Migration, Kultur und Religion. Bielefeld: transkript; 2018.
[18] Münz R, Seifert W, Ulrich R. Zuwanderung nach Deutschland. Strukturen, Wirkungen, Perspek-
       tiven. Frankfurt am Main: Campus; 1997.
[19] BMBF – Bundesministerium für Bildung und Forschung, PISA und Co. Die wichtigsten Bildungs-
       vergleichsstudien im Überblick. Berlin: BMBF; 2016.
[20] Statistisches Bundesamt. Bevölkerung und Erwerbstätigkeit Bevölkerung mit Migrationshinter-
       grund – Ergebnisse des Mikrozensus. Wiesbaden: Statistisches Bundesamt; 2016.
[21] Die Beauftragte der Bundesregierung für Migration Flüchtlinge und Integration. 11. Bericht
       der Beauftragten der Bundesregierung für Migration, Flüchtlinge und Integration. Teilhabe,
       Chancengleichheit und Rechtsentwicklung in der Einwanderungsgesellschaft Deutschland.
       Paderborn: Bonifatius; 2016.
[22] BMAS – Bundesministerium für Arbeit und Soziales. Lebenslagen in Deutschland. Der vierte
       Armuts- und Reichtumsbericht der Bundesregierung. Bonn: BMAS; 2013.
[23] Die Beauftragte der Bundesregierung für Migration Flüchtlinge und Integration. 10. Bericht der
       Beauftragten der Bundesregierung für Migration Flüchtlinge und Integration über die Lage der
       Ausländerinnen und Ausländer in Deutschland. Paderborn: Bonifatius; 2014.
[24] Schimany P, Rühl S, Kohls M. Ältere Migrantinnen und Migranten: Entwicklungen, Lebenslagen,
       Perspektiven. Forschungsbericht 18. Paderborn: Bonifatius; 2012.
[25] Frick JR, Grabka MM, Groh-Samberg O, Hertel FR, Tucci I. Alterssicherung von Personen mit
       Migrationshintergrund. Endbericht zum Auftrag des BMAS, Projektgruppe „Soziale Sicherheit
       und Migration" vom 02.01.2009. Berlin: DIW; 2009.
[26] RKI – Robert Koch-Institut. Gesundheit in Deutschland. Gesundheitsberichterstattung des
       Bundes. Berlin: RKI; 2015. http://www.gbe-bund.de/pdf/GESBER2015.pdf [letzter Zugriff:
       28.05.2019].
[27] BMG – Bundesministerium für Gesundheit. Abschlussbericht zur Studie „Wirkungen des Pflege-
       Weiterentwicklungsgesetzes" Bericht zu den Repräsentativerhebungen im Auftrag des BMG.
       München: TNS Infratest; 2011.
[28] Foroutan N. Die postmigrantische Gesellschaft. Ein Versprechen für die Demokratie. Bielefeld:
       transcript; 2019.

Liane Schenk, Lisa Peppler

3 Erklärungsansätze zum Zusammenhang von Migration und Gesundheit

Die Lebensphase des höheren und insbesondere hohen Alters ist durch erhöhte Verletzlichkeit (Vulnerabilität) gekennzeichnet. Das bedeutet, so der Gerontologe Andreas Kruse [1], eine höhere Anfälligkeit und Verwundbarkeit, ein deutlicheres Hervortreten körperlicher und kognitiver Schwächen bei gleichzeitig verringerten Potenzialen zur Abwehr, Kompensation und Überwindung dieser Schwächen. Vor diesem Hintergrund stellt sich die Frage, inwiefern ein Migrationskontext den Alternsprozess bzw. die Gesundheit im Alter beeinflusst. Potenzieren migrationsbedingte Risiken die Vulnerabilität im Alter, oder vermögen mit einem Migrationskontext verknüpfte Ressourcen diese abzumildern? *Migrationskontext* wird hierbei als eine Erfahrungsdimension verstanden, durch die sich die alteingesessene und zugewanderte Bevölkerung unterscheiden. Sie ergibt sich als Resultat der Erfahrungen, in ein anderes Land gesiedelt zu sein, sich dort neu zu orientieren und als Angehörige einer ethnischen Minderheit zu leben. Im Unterschied zur alteingesessenen Bevölkerung sind Zugewanderte schließlich durch Erfahrungen charakterisiert, die sie in ihrem Herkunftsland gemacht haben. Der Zusammenhang von Migrationskontext, Alter und Gesundheit gestaltet sich, wie wir sehen werden, sehr vielschichtig. Die vorzustellenden modellhaften Erklärungsansätze sollen helfen, diese Komplexität vereinfachend zu veranschaulichen.

3.1 Der Healthy-Migrant-Effekt

Lange Zeit sahen sich Forscher/-innen in Europa und den USA mit statistischen Zahlen konfrontiert, die eine teilweise bis zu 50 % niedrigere Sterblichkeit der zugewanderten im Unterschied zur nicht migrierten Bevölkerung anzeigten. Dieser Befund erstaunte, sind Migrierende in den Zielländern doch oftmals sozial schlechter platziert und folglich höheren Krankheitsrisiken als die Mehrheitsbevölkerung ausgesetzt. Erklärt wird ein solches Paradox mit der These des *Healthy-Migrant-Effekts*.

Danach sind es insbesondere die jungen und gesunden Menschen, die ihre Heimat in Richtung eines anderen Landes verlassen. Migrierende benötigen, so die Annahme, eine gewisse körperliche und mentale Stärke, um ihr altes Leben zu verlassen und anderenorts ein neues aufzubauen. Nach dem Healthy-Migrant-Effekt stellt die Migration eine positive gesundheitliche Selektion dar, so dass, statistisch betrachtet, die migrierten Personen einen gesundheitlichen Vorteil gegenüber der nicht migrierten Bevölkerung im Zielland haben. Dazu trugen in der Vergangenheit auch staatlich regulierte Migrationsprozesse bei. Beispielsweise wurden zeitweise

https://doi.org/10.1515/9783110563375-003

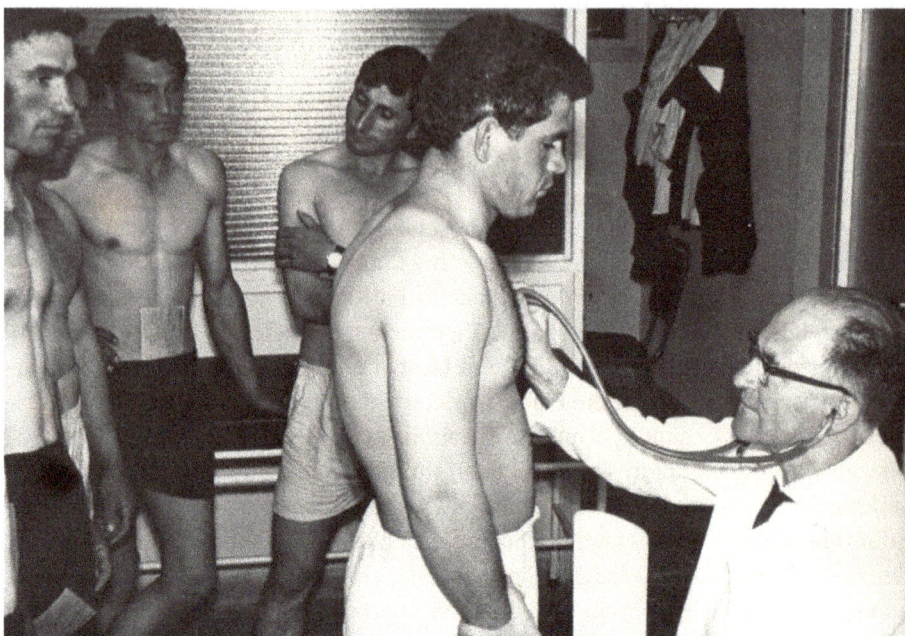

Abb. 3.1: Medizinische Untersuchung bei der Anwerbung von sogenannten „Gastarbeiter/-innen", hier aus Griechenland [2].

sogenannte „Gastarbeiter/-innen", die in den 1950er und 1960er Jahren zumeist aus südeuropäischen Ländern angeworben wurden, noch im Herkunftsland medizinisch untersucht. Nur diejenigen, denen körperliche Gesundheit attestiert wurde, durften in die Bundesrepublik einreisen (Abb. 3.1). Diese Praxis der Gesundheitstest wurde allerdings später wieder aufgegeben.

Kritiker des Healthy-Migrant-Effekts argumentierten, dass in ihr Herkunftsland zurückgekehrte Migrantinnen und Migranten in den hiesigen Statistiken fortgeführt würden, deren Versterben somit nicht registriert und die Sterblichkeitsraten zu positiv färben würde. Dieser Effekt der in der amtlichen Statistik unterschätzten Mortalität wird auch als „Late-Entry-Bias" bezeichnet.

Der Erklärungsansatz des Healthy-Migrant-Effekts wurde um Faktoren erweitert, die mit dem Übergang von strukturschwächeren in strukturstärkere Länder zusammenhängen [3],[4]. Ein häufig gesundheitsförderlicher Lebensstil in den Herkunftsländern kann langfristig mit vergleichsweise geringen Risiken etwa für Herz-Kreislauf-Erkrankungen einhergehen. Zugleich reduzieren sich für diejenigen, die aus strukturärmeren in westliche Zielländer migrieren, Risiken für Infektionskrankheiten, und sie profitieren von einer oftmals besseren Gesundheitsversorgung. Zu einem Anstieg von sogenannten Zivilisationskrankheiten infolge eines zunehmend westlichen Lebensstils kommt es aufgrund der längeren Latenzzeiten von Krankheiten indes nur verzögert. Latenzzeiten spielen auch im Kontext der „unfinished agenda" eine Rolle, die wiederum zu gesundheitlichen Nachteilen im Vergleich zur Mehrheitsbevölkerung des Ziellandes führen können [5]. Hiermit sind Expositionen gemeint, die aus dem Herkunftsland resultieren und sich erst langfristig in Form von Erkrankungen manifestieren. So konnte ein Überblicksreview von publizierten Forschungsergebnissen zeigen, dass aus nicht-westlichen Industrienationen Migrierte im Vergleich zur Mehrheitsbevölkerung in den europäischen Industriestaaten tatsächlich seltener an lebensstilassoziierten Krebsarten erkranken. Gleichzeitig waren sie jedoch häufiger von bösartigen Neubildungen wie Leber, Magen- und Gebärmutterhalskarzinomen betroffen – Krebsformen, die mit früheren Infektionsrisiken im Herkunftsland erklärt werden können [6].

In Deutschland liegt die Sterblichkeit für die sogenannte „erste Gastarbeitergeneration" inzwischen über jener der autochthonen Bevölkerung [7], und es wird zudem eine erhöhte Pflegebedürftigkeit für diese Gruppe prognostiziert (vgl. Kap. 2.3). Damit scheinen die beschriebenen Gesundheitsvorteile nicht anhaltend zu sein und den Alternsprozess der Arbeitsmigrantinnen und Arbeitsmigranten nur bedingt positiv zu beeinflussen. Die Erklärungsansätze in der Tradition des Healthy-Migrant-Effekts wurden entwickelt, um Gesundheitsvorteile der Arbeitskräfte aus den ehemaligen Anwerbeländern und gesundheitliche Übergänge von ärmeren in wohlhabendere Länder erklären zu können. Allerdings vernachlässigen diese Modelle die Perspektive auf andere Migrationsbewegungen wie etwa die generationenübergreifenden Familienmigrationen der (Spät-)Aussiedler/-innen, die überwiegend von der älteren und eben nicht von der jungen Generation ausgingen, oder jene von vergleichsweise privilegierte Migranten und Migrantinnen aus anderen strukturstarken Industrie- und Dienstleistungsgesellschaften (zu den verschiedenen Zuwanderungsgruppen vgl. Kap. 2.2).

3.2 Comprehensive Model of Migration, Age and Health

Ein Erklärungsansatz zum Zusammenhang von Migration, Alter und Gesundheit, der potenzielle Einflussfaktoren zusammenfasst und auf verschiedene Migrationskontexte anwendbar ist, wird in diesem Kapitel mit dem „Comprehensive Model of Migration, Age and Health" vorgestellt (Abb. 3.2). Konzeptueller Ausgangspunkt ist, dass der Migrationsprozess einen zusätzlichen Erfahrungsraum konstituiert, welcher die gesundheitsrelevante Handlungspraxis strukturiert und den Alternsprozess rahmt. Diese Erfahrungsdimension bezeichnen wir auch als Migrationskontext.

Die eigene Migrationserfahrung oder die der Herkunftsfamilie, ein ethnischer Minderheitenstatus im Zuwanderungsland sowie die Bedingungen im Herkunftsland bilden den Migrationskontext und damit einen zusätzlichen Erfahrungsraum der zugewanderten gegenüber der nicht migrierten Bevölkerung. Diese Erfahrungsdimension unterliegt einem Wandel und verliert im Zuge von Akkulturationsprozessen an Bedeutung, kann jedoch über Generationen hinweg wirksam sein.

Migration, Alter und Gesundheit
auf der

Systemebene   **Handlungsebene**

Herkunftskontext
Arbeits-, Lebens-, Umwelt- und
Versorgungsbedingungen/allgemeine
Lebenserwartung, Altersnormen

Herkunftskultur
Habitualisierte Lebensgewohnheiten,
Gesundheitskonzepte, Schmerzerleben,
Umgang mit Krankheit, Altersbilder und
Pflegeorientierungen

Migrationsereignis
Push- und Pullfaktoren, Umstände der
Migration (Grad der Erzwungenheit,
legalisiert/illegalisiert, Gesundheits-
tests etc.)

Migration als kritisches Lebensereignis
Verlusterfahrungen und Bewältigungs-
strategien, soziale Neuorientierung
(Sprache, soziale Netzwerke, Arbeits-
platz, Wohnung, Gesundheitssystem,
Lebensstil etc.)

Zuwanderungskontext
Teilhabechancen (Bildung, Erwerbsarbeit,
Wohnen und Erholung), Aufenthaltsrecht,
Zugang zur gesundheitlichen und pflege-
rischen Versorgung (Sprachbarriere,
Ethnozentrismus etc.), Ethnisierung und
Diskriminierung, Ethnic Community

Zuwanderungskultur
Transformation gesundheits- und alters-
relevanter Orientierungen und Praktiken
(Inanspruchnahme, Ernährung,
Bewegung etc.), Umgang mit Aufenthalts-
unsicherheit und Diskriminierungserfahrungen, ethnische Identität

Migrationskontext

Transnationale Migration

Ethnisch und migrationsbedingte Ungleichheit von Gesundheit

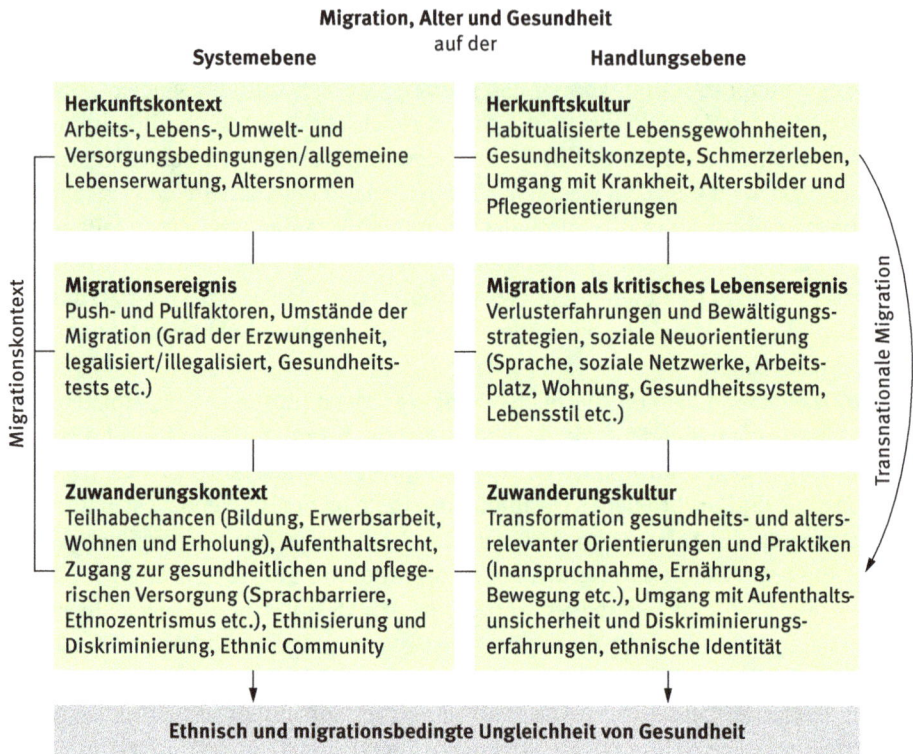

Abb. 3.2: Comprehensive Model of Migration, Age and Health (Quelle: Schenk 2018, unveröffent-
licht, eine Weiterentwicklung von [8]).

Das Modell knüpft an Vorarbeiten von Schenk 2007 [8],[23] an und wird im Folgenden
eingehender erläutert. Während die Systemebene relevante gesellschaftliche Rahmenbedingungen umfasst, die im jeweiligen Sozialgefüge strukturell verankert sind,
bezieht sich die Handlungsebene auf das soziale Handeln von Individuen, auf deren
gesundheitsrelevante Orientierungen und Praktiken. Beide Ebenen stehen in einem
engen Wechselverhältnis.

3.2.1 Herkunftskontext und Herkunftskultur

Grundlegende Annahme ist, dass der Herkunftskontext und die Herkunftskultur
auch nach der Migration noch wirken und die Gesundheit sowie das Gesundheits-
handeln der Zugewanderten mitbestimmen. Diese Dimension ist zur Erklärung von
migrationsbedingter Ungleichheit umso relevanter, je mehr sich Herkunfts- und Zuwanderungskontext unterscheiden.

In vielen Herkunftsländern liegt die allgemeine Lebenserwartung deutlich unter jener in Deutschland. So hatten 2016 in Russland geborene Menschen eine Lebenserwartung von 68,9 Jahren, in Deutschland Geborene hatten mit Geburt hingegen die Aussicht auf 81,0 Lebensjahre [9]. Dies ist auf unterschiedliche Arbeits-, Lebens-, Umwelt- sowie auf verschiedene gesundheitliche und soziale Versorgungsbedingungen zurückzuführen. Mit einer geringeren Lebenserwartung korrespondieren unter anderem differente Altersnormen bzw. normative Altersbilder. Die allgemein geteilte Auffassung darüber, was alte Menschen können und dürfen, welche Stellung und Funktion ihnen zukommt, kann also zwischen Herkunfts- und Zuwanderungsland variieren. Folgender Ausschnitt aus einem Interview mit Ahmet, der als sogenannter „Gastarbeiter" nach Deutschland zuwanderte, thematisiert diese Differenz sehr anschaulich. Die Interviews wurden im Rahmen einer Studie geführt, in der unter anderem Altersbilder älterer Türkeistämmiger rekonstruiert wurden [10].

> Interviewerin: „Nun ja, hmh, sind die alten Menschen jener Zeit in der Türkei anders als in Deutschland also denn, (alterten) sie noch anders?"
> Ahmet: „Wenn anders altern gesagt wird, [...], du siehst bei deutschen Alten [welche] die mit 80 aufs Fahrrad steigen. Dabei haben die was weiß ich die Menschen von 60 Jahren in der Türkei Schwierigkeiten beim Gehen."

Das Fahrrad, welche noch 80-jährige Deutsche nutzen, symbolisiert hier Fitness und Agilität, wie sie bei 20 Jahre jüngeren Menschen in der Türkei nicht zu finden sei. Die Herkunftskultur beeinflusst auch Pflegeorientierungen, d. h. Vorstellungen darüber, wie Menschen im Alter oder im Pflegefall leben wollen (vgl. Kap. 5 und Kap. 6), aber auch Auffassungen darüber, wie Krankheiten entstehen, was Gesundheit ist und was sie fördert.

Je nach Herkunftskultur dominieren statt biomedizinischen eher volksmedizinisch tradierte Konzepte, die Krankheitskausalitäten jenseits naturwissenschaftlicher Erklärungen im Übernatürlichen suchen. Dies bedeutet beispielsweise, dass Bewegungs- und Ernährungsgewohnheiten, sprich das eigene Handeln, und Sekundärerkrankungen wie Typ-2-Diabetes nicht in Zusammenhang gebracht werden [11]. In einigen Kulturen herrscht ein symptomgebundenes Verständnis von Krankheit vor. Dann kann unter Umständen nicht nachvollzogen werden, dass eine Krankheitsursache weiter behandelt werden soll, wenn Schmerzen, Fieber oder Unwohlsein vorüber sind. Auch Schmerzerleben und Schmerzäußerungen sind kulturell geprägt. In einigen Gesellschaften dominiert die Norm, Schmerzen expressiv zu äußern. In anderen ist ein solcher Schmerzausdruck eher als „Jammern" verpönt, und Schmerzen unterliegen einer stärkeren Affektkontrolle [12].

Mit den unterschiedlichen Auffassungen von Krankheit hängen divergierende Vorstellungen von Heilung zusammen, die sich in entsprechenden Erwartungen an die behandelnden Ärztinnen und Ärzte äußern können. Diese sind in manchen Kulturen (noch) von einem eher paternalistischen Arzt-Patienten-Verhältnis geprägt, bei dem die Ärztin oder der Arzt über die Therapie entscheidet, ohne die Meinung der

Patientin oder des Patienten in den Ablauf einzubeziehen. Damit ist häufig die Erwartung der Patientinnen und Patienten verbunden, dass der Arzt oder die Ärztin auf jeden Fall helfende Medikamente verschreibt [13]. Ferner ist der Familienbesuch im Krankenhaus in einigen Kulturen ein relevanter Heilungsfaktor, während die hiesige Krankenhauskultur vermittelt, dass nur einzelne Besucher/-innen kommen sollten, um die Ruhe und somit die Genesung der Patientinnen und Patienten nicht zu stören.

Schließlich wirkt die Herkunftskultur in Form von habitualisierten Lebensgewohnheiten fort – das meint beispielsweise eine kulturelle Beeinflussung dessen, was Menschen gern essen und wie sie es zubereiten oder welche Bedeutung sie körperlicher Aktivität auch im höheren und hohen Lebensalter beimessen.

Die Prägung durch Herkunftskontext und -kultur mag umso größer sein, je länger die Migrierenden in ihrem Herkunftsland gelebt haben. Kulturspezifika werden vermutlich stärker tradiert, wenn Zugewanderte im Zielland in relativ geschlossenen ethnischen Gesellschaften leben. Aber auch ein *transnationaler* Lebensstil, der (Post)Migrantinnen und (Post-)Migranten weiterhin mit ihrer alten Heimat verbindet (vgl. Kap. 2.1), kann mit einem fortwährenden Einfluss der Herkunftskultur einhergehen.

Wie nun aber beeinflusst das Migrationsereignis selbst die Gesundheit?

3.2.2 Das Migrationsereignis und die Migration als kritisches Lebensereignis

Je nach Form der Migration – ob getrieben von Krieg, Klimakatastrophen, politischer Verfolgung, ob nachgereist im Zuge einer Familienzusammenführung oder angezogen durch ein attraktives Arbeitsangebot, ob auf legalisiertem Wege oder illegalisiert – unterscheiden sich die Umstände eines Migrationsereignisses (vgl. Kap. 2). Die Umstände einer Migration selbst können zum Krankheits- und Lebensrisiko werden, denken wir an Traumatisierungen infolge von Kriegserfahrungen oder infolge von riskanten Fluchtwegen. Aber auch unabhängig von den jeweiligen Migrationsumständen bedeutet Migration generell einen radikalen biographischen Bruch und erfordert eine umfassende Neuorientierung in allen Lebensbereichen. Damit verbunden sind Verlusterfahrungen, die soziale Sicherheit sowie praktisches Wissen und Handlungsweisen betreffen. Der Wechsel der Alltagssprache zählt ebenso dazu wie Veränderungen der beruflichen Rolle oder die Trennung von Familie und Freunden. Migration ist eine biographische Umbruchssituation, die auch Fragen der Re- oder Neukonstruktion von Identität berührt – z. B. im Zusammenhang mit Ethnisierungsprozessen (vgl. Kap. 2.1). In Abhängigkeit von der kulturellen Distanz zwischen Herkunfts- und Zuwanderungskontext müssen also kulturelle Praktiken neu angeeignet bzw. transformiert werden. Eine solche Anforderungs- und Belastungskonstellation kann zu vermehrtem Stress und damit assoziierten Erkrankungen führen. Diesen Aspekt hat die *Migrations-Stress-Hypothese* in den Vordergrund gerückt. Außer Acht gelassen wurden mit diesem Erklärungsansatz mögliche positive Effekte einer Krisensituation, die mit einer persönlichen Weiterentwicklung einhergehen können. Letztlich kann man sagen, dass es weniger die Migration an sich ist, die sich besonders vor- oder nachteilig auf Gesundheit und Krankheit auswirkt, sondern dass vielmehr die Umstände der Migration und die jeweiligen Anschlusschancen im Zuwanderungs-land ausschlaggebend sind.

Wie sich die Umstände einer Migration und die jeweilige Bewältigung des kri-tischen Lebensereignisses Migration auf den Alternsprozess auswirken, ist bislang nicht zuverlässig untersucht. Zweifellos können unbearbeitete Traumatisierungen im Alter reaktiviert werden und sich in entsprechenden psychischen oder psycho-somatischen Symptomen äußern. Jede Wanderung verknüpft sich darüber hinaus mit bestimmten Migrationszielen, also mit Endpunkten, die man mit dem Wechsel in ein neues Land erreichen möchte. Je nachdem, wie diese Ziele umgesetzt werden konnten, wird eine eher positive oder eher negative Migrationsbilanz gezogen. Es ist denkbar, dass eine solche Migrationsbilanz die Lebensbilanz insgesamt, welche im höheren Lebensalter zunehmend gezogen wird, ganz entscheidend beeinflusst.

3.2.3 Zuwanderungskontext und Zuwanderungskultur

Der Migrationsprozess ist also keineswegs mit der Ankunft im Zielland abgeschlossen. Je nach Zuwanderungsgruppe finden sich verschiedene gesundheitsrelevante An-schlusschancen auf der Systemebene. Eine besonders vulnerable Gruppe sind Zuge-wanderte ohne legalisierten Aufenthaltsstatus. Sie haben nicht nur einen reduzierten Zugang zu Gesundheitssystem und Arbeitsmarkt, sondern tragen gleichzeitig infolge der ungesicherten Perspektive erhöhte psychische und physische Krankheitsrisiken.

Die soziale Lage steht in engem Zusammenhang mit der Gesundheit. (Post-)Mi-grantinnen und (Post-)Migranten nehmen in überproportionalem Maße niedrige Plät-ze in der sozialen Statusleiter der Bundesrepublik ein. Diese tendenzielle Schlechter-stellung ist nicht auf lebensgeschichtliche Zufälle zurückzuführen, sondern hängt vielmehr mit gesellschaftlichen Mechanismen zusammen und ist somit strukturell verankert. Wir haben in Kap. 2.1 gesehen, dass Zugewanderten eine bestimmte ethni-sche Zugehörigkeit zugeschrieben wird, und diesen Prozess als *Ethnisierung* bezeich-net. Eine ethnische Zugehörigkeit kann mit einem ungleichen Zugang zu sozialen Positionen wie Bildungs- oder Berufspositionen verknüpft sein – Positionen, die ein Mehr oder Weniger an Macht, Prestige, Einkommen oder auch Beschäftigungsrisiken für ihre Inhaber/-innen bedeuten. Die Zuweisung von weniger attraktiven, eher nied-rig qualifizierten, gering entlohnten und gesundheitsriskanten Arbeitsplätzen im Zuge der Arbeitsmigration in den 1950er und 1960er Jahren wurde als ein Prozess der sozialen Unterschichtung charakterisiert [14]. Diese Gruppe der heute älteren Mi-grationsbevölkerung trägt daher ein hohes Armutsrisiko. Nach wie vor bestimmt die ethnische Zugehörigkeit über Teilhabechancen am Bildungs- und Arbeitsmarkt. So hatten Jugendliche arabischer und türkischer Herkunft die geringsten Aussichten, zu einem Vorstellungsgespräch für eine Lehrstelle eingeladen zu werden, obgleich sie die meisten Bewerbungsschreiben versandt hatten [15]. Ähnliches trifft auf den Zugang zum Wohnungsmarkt zu. Darüber hinaus werden im Herkunftsland erworbene Qualifikationen nicht ohne weiteres in der Bundesrepublik anerkannt, was den Zugang zu gehobenen beruflichen Positionen zusätzlich erschwert.

Zugangsbarrieren zum Gesundheits- und Pflegesystem

Gesundheit und Krankheit sind – ebenso wie nationalstaatliche Gesundheitssysteme – keine absoluten Gegebenheiten, sondern kulturell bedingt und finden sich in Wechselwirkung mit der jeweiligen Gesellschaft. Mit einer Migration wechseln Menschen folglich vom medizinkulturellen Bezugssystem ihres Herkunftslandes in das des Ziellandes. Damit im Zusammenhang stehen system- und nutzerseitige Zugangsbarrieren.

Als ein wesentliches Hindernis gerade auch für ältere Zugewanderte aus den früheren Anwerbeländern, gesundheitliche und pflegerische Leistungen in Anspruch zu nehmen, gelten sprachliche Barrieren. Damit ist jedoch nicht nur die alleinige Übersetzung gemeint, sondern auch die Bedeutung, die hinter den Wörtern oder Ausdrücken steht. Die Verständigungsschwierigkeiten, die daraus entstehen, können zu verzögerten, unvollständigen oder sogar falschen Behandlungen führen (vgl. Kap. 4). Für ambulante Pflegedienste bedeuten Nutzer/-innen mit Migrationshintergrund vor allem dann zusätzliche Arbeit, wenn sie Analphabetinnen oder Analphabeten sind bzw. die deutsche Sprache nur unzureichend beherrschen. In solchen Fällen kümmern sich vor allem diejenigen Mitarbeitenden der Pflegedienste, die die Sprache der Patientinnen und Patienten sprechen, um weit mehr als die Pflege. Sie unterstützen die Nutzer/-innen z. B. bei Behördengängen oder Arztbesuchen. Diese Leistungen können allerdings nicht über die Pflegeversicherung abgerechnet werden und sind damit unentgeltliche Zusatzleistungen [16].

Ein weiteres Hindernis beim Zugang zu Gesundheits- und Pflegeangeboten ist, dass neu Zugewanderte nicht immer wissen, wie das deutsche Gesundheitssystem funktioniert, da sich die medizinkulturellen Systeme in den einzelnen Gesellschaften unterscheiden. So sind nicht in allen Ländern über die Krankenkasse abgedeckte Prophylaxeleistungen oder die Funktionsweise einer ambulanten Betreuung durch den Hausarzt oder eine andere Fachärztin bekannt. Auch die Versorgung durch ambulante Pflegedienste ist in vielen Ländern nicht üblich, weil dort die Familie für die Pflege zuständig ist. Sprachliche Hürden reduzieren wiederum die Gelegenheiten, sich darüber zu informieren, welche Pflegeangebote es gibt und wie Pflegegrade und Pflegeleistungen beantragt werden. Diese Barrieren im Gesundheits- und Pflegesystem kommen auch dadurch zustande, dass die Beratungs- und Informationsangebote unzureichend auf ethnische Gruppen zugeschnitten sind – sei es durch Informationsmaterialien in verschiedenen Sprachen oder kultursensible medizinische bzw. pflegerische Praxis (vgl. Kap. 5.3 und Kap. 6.7).

Der übergeordnete systemseitige Aspekt, der einen Zugang zu Gesundheits- und Pflegeleistungen für Menschen mit Migrationshintergrund erschwert, ist eine ethnozentrische Ausrichtung des Gesundheitswesens. Das bedeutet, dass die Funktionsweisen und die Abläufe an Patientinnen und Patienten der Mehrheitsgesellschaft ausgerichtet sind. Prozesse der interkulturellen Öffnung sollen hier Abhilfe schaffen, ebenso wie Leitfäden bzw. Praxisratgeber für den Umgang mit kulturellen Minderheiten [17].

Ethnozentrismus bezeichnet eine Sichtweise, durch die ethnische Gruppen und ihr Handeln entsprechend den eigenen kulturellen Deutungsmustern und sozialen Normen interpretiert und bewertet werden. Das hiesige medizinisch-naturwissenschaftliche Verständnis von Krankheit und Heilung wird dadurch zu einem scheinbar objektiven Bewertungsrahmen, vor dessen Schablone andere Konzepte als abweichend wahrgenommen werden.

Ethnozentrismus zeigt sich auch, wenn sich Anamnese und Behandlung an einem westeuropäischen Verständnis von Gesundheit und Krankheit orientieren. So kommt es vor, dass Patientinnen und Patienten aus dem Mittelmeerraum Symptome beschreiben, die aus westeuropäischer Perspektive zunächst nicht auf die eigentliche Diagnose schließen lassen [18]. Süditalienische zugewanderte Arbeitskräfte berichteten in den 1950er und 1960er Jahren von Körpererfahrungen und nachlassenden Lebenskräften, die vom deutschen Medizinpersonal als „Symptome eines psychotisch desintegrierten Wahrnehmungs- und Erlebenssystems" interpretiert und teilweise mit der Elektroschockmethode behandelt wurden [12]. Tatsächlich handelte es sich um Reaktionen auf vermeintlich magisch verursachte Beeinträchtigungen in Folge einer depressiven Episode oder auch somatischer Beschwerden. Diese Symptomatik wurde – eher abwertend – „Mamma-Mia-Syndrom" oder auch „Mittelmeersyndrom" genannt, womit man ein Schmerzerleben bezeichnete, das letztlich nicht eindeutig lokalisierbar ist und einem eher ganzheitlichen Krankheitsverständnis entspringt [19].

Ein weiterer Aspekt, der mit Ethnisierungsprozessen und einem Minderheitenstatus einhergehen kann, ist (institutionalisierte) Diskriminierung seitens der Mehrheitsgesellschaft. Diskriminierungserfahrungen können sowohl die körperliche als auch die psychische Gesundheit beeinträchtigen [13]. Gerade vor diesem Hintergrund sind soziale Netzwerke innerhalb einer ethnischen Gruppe häufig gesundheitsfördernd, weil sie unterstützend und stabilisierend wirken können. Für die ehemals als sogenannte „Gastarbeiter/-innen" Eingewanderten, die heute einen Großteil der Älteren mit Migrationshintergrund ausmachen, war diese Gemeinschaft besonders wichtig, weil sie zunächst ausschließlich zu Erwerbszwecken und ohne ihre Familien in Deutschland lebten. Dessen ungeachtet deuten Forschungsergebnisse darauf hin, dass trotz einer faktisch besseren sozialen Einbindung in familiale und ethnisch-religiöse Netzwerke sich ältere türkeistämmige Zugewanderte häufiger einsam fühlen als Alteingesessene. Erklärt wird dies als Resultat der schlechteren gesundheitlichen und finanziellen Lebensbedingungen. „Strukturelle Benachteiligungen [münden] somit in einer zumindest so empfundenen sozial-emotionalen Benachteiligung" [20].

Mit der zunehmenden sprachlichen und kulturellen Diversität im medizinischen Alltag wird kulturelle Kompetenz zu einer relevanten Qualifikation in der Interaktion. Sie ist durch ein Repertoire an verschiedenen Fertigkeiten charakterisiert.
Aspekte von kultureller Kompetenz sind unter anderem [21]:
- selbstkritische Auseinandersetzung mit der eigenen soziokulturellen Prägung und mit verinnerlichten Stereotypen,
- Wahrnehmung kultureller Besonderheiten des Gegenübers, aber auch verbindender Gemeinsamkeiten,
- Fähigkeit, Sprachkenntnisse einzuschätzen und professionelle Dolmetscher/-innen einzusetzen,
- Sensibilisierung für differierende soziokulturelle Hintergründe (Gesundheitssystem, Gesundheits-, Krankheits- und Heilkonzepte etc.).

Wer in einer Gesellschaft als alt, was als Gesundheit oder Krankheit gilt, damit verbundene Deutungsschemata sowie subjektives Krankheitserleben und Gesundheitsverhalten erlernen Menschen während ihrer Sozialisation. Mit der Zuwanderung in ein anderes Land werden die erlernten Konzepte durch im Ankunftskontext dominierende Alterns-, Krankheits- und Gesundheitskonzepte beeinflusst – sei es durch interkulturelle Kontakte, durch den Einfluss typischer Sozialisationsinstanzen wie Medien und Bildungseinrichtungen oder durch landestypische kulinarische und andere Angebote. Insofern unterliegen Gesundheitswissen und -praktiken von (Post-)Migrantinnen und (Post-)Migranten einem steten Wandel. Das spiegelt sich positiv etwa in einer zunehmenden Kenntnis des hiesigen Gesundheitssystems und Inanspruchnahme von Früherkennungsuntersuchungen oder in steigenden Impfraten im Migrationsverlauf. Gleichzeitig bedeutet eine Orientierung an der „Moderne" auch, dass ein tradiert gesunder durch einen eher riskanten Lebensstil wie eine teilweise ungesunde Ernährungsweise abgelöst werden kann. Letzteres ist bislang vor allem für die nachwachsenden Einwanderergenerationen belegt [22],[23]. Um einen Alternsprozess, der sich gewissermaßen zwischen Herkunfts- und Zuwanderungskontext vollzieht, und dessen Wirkungen auf Gesundheit und Krankheit fundiert zu erklären, bedarf es also weiterer empirischer Befunde. Mehr oder weniger gesundes Altern im Migrationsverlauf erscheint gleichwohl als eine Bilanz aus positiven und negativen Einflussfaktoren im Herkunfts- und Zuwanderungsland sowie aus migrationsbedingten lebensgeschichtlichen Risiken und Chancen.

Literatur

[1] Kruse A. Lebensphase hohes Alter. Verletzlichkeit und Reife. Berlin: Springer; 2017.

[2] DOMID – Dokumentationszentrum und Museum über die Migration in Deutschland e. V., E212.

[3] Razum O, Twardella D. Time travel with Oliver Twist – towards an explanation for a paradoxically low mortality among recent immigrants. TM & IH 2002;7:4–10.

[4] Spallek J, Razum O. Erklärungsmodelle für die gesundheitliche Situation von Migrantinnen und Migranten. In: Bauer U, Bittlingmayer UH, Richter M, Hrsg. Health inequalities: Determinanten und Mechanismen gesundheitlicher Ungleichheit. Wiesbaden: Springer VS; 2008: 271–288.

[5] Razum O. Erklärungsmodelle zum Zusammenhang zwischen Migration und Gesundheit im Alter. In: Baykara-Krumme H, Motel-Klingebiel A, Schimany P, Hrsg. Viele Welten des Alterns. Wiesbaden: Springer VS; 2012: 161–180.

[6] Arnold M, Razum O, Coebergh JW. Cancer risk diversity in non-western migrants to Europe: An overview of the literature. Eur J Cancer. 2010;46(14):2647–2659. https://www.ncbi.nlm.nih.gov/pubmed/20843493 [letzter Zugrif 11.06.2019].

[7] Kohls M. Leben Migranten wirklich länger? Eine Analyse von Sterberisiken älterer Migrantinnen und Migranten in Deutschland. In: Baykara-Krumme H, Motel-Klingebiel A, Schimany P, Hrsg. Viele Welten des Alterns. Wiesbaden: Springer VS, 2012: 201–222.

[8] Schenk L. Migration und Gesundheit: Entwicklung eines Erklärungs- und Analysemodells für epidemiologische Studien. Int J Public Health. 2007;52:87–96.

[9] bpb – Bundeszentrale für politische Bildung. Lebenserwartung bei der Geburt in Jahren, ausgewählte europäische Staaten, 2016. http://www.bpb.de/nachschlagen/zahlen-und-fakten/europa/70509/lebenserwartung [letzter Zugriff: 23.05.2019].

[10] Meyer R, Maier AS, Aronson P, Gül K, Schenk L. Rekonstruktion der Vorstellungen vom Altern und von Einstellungen zur (stationären) Pflege bei Personen mit Migrationshintergrund. Ergebnisse einer qualitativen Studie. Berlin: Zentrum für Qualität in der Pflege; 2011. https://www.zqp.de/studie-pflegevorstellungen-von-migranten/ [letzter Zugriff: 11.06.2019].

[11] Becker SA, Wunderer E, Schultz-Gambard J, Seyfarth-Metzger I. Muslimische Patienten: Ein Leitfaden zur interkulturellen Verständigung in Krankenhaus und Praxis. 3. Aufl. München: Zuckschwerdt; 2006.

[12] Zimmermann E. Kulturelle Missverständnisse in der Medizin. Ausländische Patienten besser versorgen. Bern: Hans Huber; 2000.

[13] Igel U, Brähler E, Grande G. Der Einfluss von Diskriminierungserfahrungen auf die Gesundheit von MigrantInnen. Psychiatrische Praxis. 2010;37:183–190. https://www.thieme-connect.com/products/ejournals/abstract/10.1055/s-0029-1223508 [letzter Zugriff: 11.06.2019].

[14] Hoffmann-Nowotny HJ. Soziologie des Fremdarbeiterproblems. Eine theoretische und empirische Analyse am Beispiel der Schweiz. Stuttgart: Enke; 1973.

[15] Die Beauftragte der Bundesregierung für Migration, Flüchtlinge und Integration, Hrsg. 10. Bericht der Beauftragten der Bundesregierung für Migration, Flüchtlinge und Integration über die Lage der Ausländerinnen und Ausländer in Deutschland. Paderborn: Bonifatius; 2014.

[16] Sonntag PT, Krobisch V, Ruf V, Schenk L. Ambulante pflegerische Versorgung älterer türkeistämmiger Migranten in Berlin: Eine Online-Befragung von Pflegediensten. Abschlussbericht für das ZQP. Berlin: Zentrum für Qualität in der Pflege; 2015.

[17] Die Beauftragte der Bundesregierung für Migration, Flüchtlinge und Integration, Hrsg. Das kultursensible Krankenhaus. Ansätze zur interkulturellen Öffnung. Praxisratgeber, erstellt vom bundesweiten Arbeitskreis Migration und öffentliche Gesundheit, Unterarbeitsgruppe Krankenhaus. Frankfurt am Main: Zarbock; 2015.

[18] Stülb M, Adam Y. Die Sicht der Patient/-innen: Medizinethnologische Ansätze in der interkulturellen Kommunikation im Gesundheitswesen. In: Falge C, Zimmermann G, Hrsg. Interkulturelle Öffnung des Gesundheitssystems. Baden-Baden: Nomos; 2009: 41–55.

[19] Bunge C. Zum Mythos des „Mittelmeer-Syndroms": Zur Bedeutung von Kultur und Migration auf das Schmerzerleben und Schmerzverhalten. Berlin: Freie Universität Berlin; 2004.

[20] Baykara-Krumme H. Die Bedeutung der Migrationserfahrung für die soziale Einbindung im Alter. Konzeptionelle Überlegungen und empirische Befunde. In: In: Baykara-Krumme H, Motel-Klingebiel A, Schimany P, Hrsg. Viele Welten des Alterns. Wiesbaden: Springer VS; 2012: 255–287.

[21] Mews C, Schuster S, Vajda C et al. Cultural competence and global health: Perspectives for medical education – Position paper of the GMA Committee on Cultural Competence and Global Health. GMS J Med Educ. 2018;53(3):9–17.

[22] Schenk L, Neuhauser H, Ellert U. Kinder- und Jugendgesundheitssurvey (KiGGS) 2003–2006: Kinder und Jugendliche mit Migrationshintergrund in Deutschland. Beiträge zur Gesundheitsberichterstattung des Bundes. Berlin: Robert Koch-Institut Berlin; 2008.

[23] Schenk L. Migrationssensible Gesundheitsforschung. Theoretische und empirische Forschungsergebnisse. Berlin: Charité-Universitätsmedizin; 2016.

Maria Belz, Julie Hüseler, Ibrahim Özkan

4 Erkundungen zum Einsatz von Sprachmittler/-innen in der Psychotherapie

4.1 Wandel von Sprache

2017 lag die Anzahl der in Deutschland lebenden Zugewanderten mit über 65 Jahren bei knapp 1,94 Millionen Menschen [1]. Insbesondere die Arbeitsmigrantinnen und Arbeitsmigranten aus den vormaligen Anwerbeländern hatten aufgrund ihrer spezifischen Zuwanderungsgeschichte reduzierte Gelegenheiten zum Erwerb der deutschen Sprache. So schätzte in einer Berliner Befragungsstudie lediglich ein Fünftel älterer Türkeistämmiger seine Deutschkenntnisse als sehr gut oder gut ein [2]. Einer umfassenden Befragung des Instituts für Arbeitsmarkt- und Berufsforschung (IAB), des Bundesamtes für Migration und Flüchtlinge (BAMF) und des Sozioökonomischen Panels (SOEP) zufolge hatten 90 % der insgesamt Geflüchteten beim Zuzug nach Deutschland keine Deutschkenntnisse, nach Selbsteinschätzung der Befragten stieg die Zahl im Zeitverlauf jedoch zeitnah an [3]. Unter den Befragten, welche sich zwei Jahre und weniger in Deutschland aufhielten, gaben 18 % an, über gute oder sehr gute Sprachkenntnisse zu verfügen.

Neben fehlenden oder lückenhaften Deutschkenntnissen ist ebenso ein Wandel der Herkunftssprache bei den Zugezogenen möglich.

Durch Zuwanderung von Menschen entsteht neben einer gesellschaftlichen Mehrsprachigkeit ein Wandel von Sprache. Die Mehrsprachigkeit ist nach Maas [4] unter anderem durch die Verwendung einer Sprache in einem jeweils spezifischen sozialen Raum charakterisiert. Die unterschiedliche Nutzung hat einen zusätzlichen Einfluss auf die Varietäten: Die „anderen" Sprachen neben Deutsch werden primär im informellen privaten sozialen Raum, im informell-öffentlichen Raum, in gesellschaftlichen Einrichtungen und Institutionen und in transnationalen Einrichtungen gesprochen [4]. Vor allem im Bereich von bilingualen Gemeinschaften mit dem Türkischen sind vielfältige Untersuchungen zum Wandel von Sprache vorhanden. Sprache bildet ein wichtiges Unterscheidungsmerkmal der Eigengruppe von der Fremdgruppe. Während bei der zugewanderten Elterngeneration das Türkische der „We-Code" und die neue Sprache der „They-Code" ist, wird in der zweiten Generation eine bilinguale Identität entwickelt, in welcher das Code-Switching zum „We-Code" wird [5]. Ein häufiges Phänomen hierbei ist das der lexikalischen Transferenz (s. Box). Sprache ist daher als wichtiger Teil der persönlichen Identität zu sehen [6].

https://doi.org/10.1515/9783110563375-004

Bei der lexikalischen Transferenz werden Wörter der einen Sprache in der anderen Sprache genutzt, ohne diese zu übersetzen. Die Transfers beziehen sich in der Regel auf Bezeichnungen oder Erscheinungen einer Kommunikationsgesellschaft, welche in einer anderen Gemeinschaft keine Äquivalente finden [7]. So werden z. B. häufig Bezeichnungen für deutsche Ämter und Behörden („Arbeitsamt", „Finanzamt" etc.), aber auch der Gesundheitsversorgung („Überweisungsschein", „Krankenkassenkarte") übernommen. Sie werden genutzt, da sich deutsche Bezeichnungen in ihrer inhaltlichen Bedeutung vom äquivalenten Begriff der Empfängersprache unterscheiden, oder um langwierige Umschreibungen zu umgehen, da der Begriff in der Herkunftssprache nicht vorhanden ist [7] oder zum Zeitpunkt der Migration nicht vorhanden oder ausreichend bekannt war.

Bedeutung von Sprache im transkulturellen therapeutischen Kontext

Unsere Sprache gehört zur Ich-Identität und ist sowohl Trägerin als auch Vermittlerin von Riten und Bräuchen, durch diese Vermittlung schafft sie Zugehörigkeit [8]. Die Muttersprache ist als Ort der Geborgenheit und Sicherheit zu verstehen [9]. In einem therapeutischen Kontext nimmt sie unterschiedliche Rollen ein und repräsentiert unter anderem die Fähigkeit, die eigene Wirklichkeit zu symbolisieren. Nach Kluge [9] bietet sich damit die Möglichkeit, in eine Ich-Du-Beziehung zwischen Sprechendem und Zuhörendem zu treten. Die Sprache transportiert in einer therapeutischen Begegnung sowohl Informationen als auch Symbole und Metaphern [10]. Der Ausdruck eigener Gedanken und Gefühle geschieht am besten über die eigene Muttersprache: Es wird unter anderem das Gefühl gefördert, ernst genommen zu werden [11], dies kann wiederum die Compliance fördern [12]. Kohte-Meyer [13] führt an, dass bestimmte Aspekte der Persönlichkeit, welche – geprägt durch frühere Lebensereignisse und repräsentiert im Vokabular der Muttersprache – in einer Umgebung, in der die eigene Muttersprache nicht gesprochen wird, keine Aktivierung finden. Mit dem sprachlichen Verständnis ist weiterhin eine Einfühlung in Andere, die Empathie, verbunden. Die Fähigkeit, sich in die Patientin oder den Patienten einzufühlen, kann dadurch, dass die kognitive Vorstellung der Lebenswelt der Zugewanderten oder die Perspektivübernahme zu viel Energie erfordert, verringert sein. In der Folge besteht die Gefahr einer verminderten Gefühlsresonanz [10]. Während die Nutzung der Muttersprache in Gesprächen den Ausdruck eigener Gedanken erleichtert, steht die fremde Sprache für das Fremde und ruft Faszination, aber auch Ängste oder Widerstände hervor [9].

– Sprache gehört zur Ich-Identität und schafft Zugehörigkeit.
– Muttersprache stiftet Geborgenheit und Sicherheit, fördert Ausdruck eigener Gedanken und Gefühle.
– Muttersprache kann die Compliance fördern.
– Fremde Sprache ruft Faszination, aber auch Ängste oder Widerstände hervor.

Einem Befund der Stadt Frankfurt [14] zufolge sind Menschen mit Migrationserfahrungen durchschnittlich zehn Jahre früher auf Pflege- und Betreuungsmaßnah-
men angewiesen als Personen ohne Migrationshistorie. Aus einer bestehenden Ver-
ständigungsproblematik folgt, dass ältere Migrierte behindert werden, selbstständig
Informationen über bestehende Einrichtungen der Altenhilfe und Dienstleistungen
zu erwerben [15] (vgl. Kap. 6.2). Einer Studie von Hurley et al. [16] zufolge wussten nur
wenige der Teilnehmenden von Diensten, die ihnen die Möglichkeit geben, zuhause
unterstützt zu werden. Auch im Hinblick auf eine psychiatrische geriatrische Regel-
versorgung von Migrantinnen und Migranten stellt sich die Problematik einer Sprachbarriere, welche zu Kommunikationshindernissen führt [17]. Eine weitere Problematik kann eine geringe vorherrschende Schriftsprachenkompetenz sein [18]. Dies gilt
primär für die erste Einwanderergeneration, welche aktuell ein Bedürfnis an Pflege-
dienstleistungen aufweist [19]. Eine Hilfe zur Überwindung der Sprachbarriere kann
der Einsatz muttersprachlichen Personals bieten. Dies zeigt sich unter anderem im
Umgang mit an Demenz erkrankten Zugewanderten, welche durch Beeinträchtigungen des Kurzzeitgedächtnisses die Fähigkeit verlieren können, sich in der deutschen
Sprache zu artikulieren [20].

4.2 Dolmetscher/-innen in der Psychotherapie

Bis vor einigen Jahren herrschte der Gedanke vor, dass Dolmetscher/-innen das The-
rapeutensetting vielmehr stören und verändern würden, als sie von Vorteil seien.
Eine Sprachbarriere durch den Nicht-Einsatz von Sprachmittler/-innen innerhalb der
Behandlung fördert allerdings vielmehr die Gefahr von Fehldiagnosen und fehlge-
leiteten Behandlungen bzw. einer Übermedikalisierung, als Folge treten erhöhte Be-
handlungskosten auf [21]. Weiterhin besteht die Möglichkeit der Reduktion von Be-
handlungsqualität und einer Unterversorgung der Patientinnen und Patienten [22].
Verschiedene Studien legen nahe, dass mit der Hinzunahme eines Dolmetschenden
kein verringerter Behandlungserfolg zu verzeichnen ist [23],[24].
Eine funktionierende Kommunikation zwischen Therapeut/-in und Patient/-in
mithilfe eines Dolmetschenden kann die Anzahl gegenseitiger Missverständnisse reduzieren [25] und die Patientenzufriedenheit erhöhen [26],[12]. Ein Zugewinn für die
Behandelnden entsteht nach Scott insofern, als die patientenseitige Emotionalität
auf zwei statt auf eine Person verteilt wird, was zu einer emotionalen Entlastung der
Therapeutin bzw. des Therapeuten beitragen kann [27]. Im Sinne des Prinzips eines
Empowerments kann das Selbstvertrauen der Patientinnen und Patienten durch die
Anwesenheit eines Dolmetschenden gestärkt werden, so dass die Beteiligung am
therapeutischen Prozess zunimmt [12]. Die Chance eines triangulierten Geschehens
besteht weiterhin in einer Entschleunigung des therapeutischen Prozesses und einem
Zeitgewinn für die Therapeutinnen und Therapeuten, welche sich während der Rede-
sequenzen von Patient/-in und Dolmetscher/-in vermehrt auf den Verstehensprozess

einlassen [28] und Phänomene der Übertragung und Gegenübertragung beobachten können. Der Zeitgewinn ist für eine längere Beobachtung des körpersprachlichen und nonverbalen Ausdrucks von Vorteil.

4.2.1 Problematiken

Kostenübernahme

Eine nicht unbedeutende Problematik in der psychotherapeutischen Versorgung stellt das Fehlen von Kostenübernahmen sowie von professionellen Dolmetscher/-innen dar [29]. Dolmetscherkosten können bei Geflüchteten nach der Einreise nach Deutschland nur in den ersten 15 Monaten finanziert werden. Die Gesundheitsversorgung erfolgt in diesem Fall nach dem Asylbewerberleistungsgesetz, die Dolmetscherkosten sind über das zuständige Sozialamt zu beantragen. Bei Erkrankten mit einer Gesundheitskarte (Asylbewerber/-innen mit über 15 Monate Aufenthalt, ehemalige Gastarbeiter/-innen und weitere) lehnen die zuständigen Krankenversicherungen die Anträge zur Übernahme von Dolmetscherkosten mit Verweis auf das Sozialgesetzbuch (SGB) X, § 19, Abs. 1 („Die Amtssprache ist deutsch.") ab. Mit einer ungewissen Bewilligungsperspektive sind Dolmetscherkosten für Asylbewerber/-innen nach Ablauf der 15 Monate bei dem Jobcenter oder Sozialamt zu beantragen. Die Durchführung der Beantragungen nimmt oftmals jedoch viel Zeit und andere Aufwandsleistungen in Anspruch [30].

Spezifische Problembereiche

Primäre Herausforderungen bei Dolmetscher/-innen in der Psychotherapie sind: Rollenkonfusionen, Probleme der Dreierkonstellation und eine Fremdheit in der Sprache [31]. Diese und andere Problembereiche sollen daher erläutert werden.

Ist eine Dolmetscherin oder ein Dolmetscher in dem Therapiegespräch anwesend, wird aus der therapeutischen Dyade eine Triade, in welcher nun sowohl zwischen Dolmetscher/-in und Patient/-in als auch zwischen Therapeut/-in und Dolmetscher/-in Übertragungen und Gegenübertragungen stattfinden [32]. Ein Ziel sollte hier sein, von der triadischen Konstellation zum triangulierten Geschehen zu gelangen [33]. Um das Beziehungssystem ausgeglichen zu halten, sollte nach Belz und Özkan [34] beachtet werden, dass sich Patientin bzw. Patient und Dolmetscher/-in nicht bereits aus anderen Lebensbereichen kennen. Weiterhin ist eine persönliche Eignung für die Arbeit als Dolmetscher/-in in therapeutischen Gesprächen notwendig; hierzu gehören unter anderem Kritikfähigkeit und Selbstreflexion. Eine vorherige systematische Schulung und regelmäßige Supervisionen können helfen, durch Wissenserwerb ein Verständnis für das Beziehungssystem zu verbessern [34].

Rollenkonfusionen

Ein weiterer Risikofaktor stellt die Rollenkonfusion dar [28]. Angesichts der multi-faktoriellen Aufgabenanforderungen für die Dolmetscher/-innen müssen diese eine bestimmte professionelle Haltung einnehmen [31]. Hier besteht die Gefahr ei-ner Konfusion von Rollen, insofern, als dass ein Dolmetschender ex- oder implizit therapeutische oder andere aktiv interventionsbezogene Handlungen übernimmt oder vom Therapierenden als bloßer „Handwerker der Worte" betrachtet wird [28]. Durch die oftmals größere Anzahl an biographischen Gemeinsamkeiten zwischen Patient/-in und Dolmetscher/-in kann die „falsche" Dyade leicht verstärkt und sich der oder die behandelnde Therapeut/-in ausgeschlossen fühlen [12]. Neben Rollen-konfusionen besteht die Gefahr von Rollenanteilen, die der Dolmetschende aus Sicht der Patientinnen und Patienten übernehmen kann. Özkan und Jenne [35] stellen drei unterschiedliche Rollen dar: (1) Co-Therapeuten, (2) Patientenfürsprecher und (3) Sprach- und Kulturvermittler. Es können jedoch die Rollen eines Hoffnungsträgers, eines von Sekundärtraumatisierung Betroffenen sowie eines mit dem Täter oder der Nation Identifizierten auftreten. Diese Rollenanteile müssen wahrgenommen und mit dem Dolmetschenden im Anschluss an ein therapeutisches Gespräch nachbespro-chen werden.

Fremdheit in der Sprache

Im Sinne des Konsekutivdolmetschens kommt es zu einer zeitlichen Veränderung des therapeutischen Dialoges. Eine Fremdheits- oder Differenzerfahrung hinsichtlich der Sprache kann zu Gefühlen des Ausschlusses vonseiten des Behandelnden führen [31]. Hier sollte auf eine größtmögliche Objektivität und Transparenz der Beteiligten ge-achtet werden; der Informationsaustausch vonseiten des Dolmetschenden sollte bei-spielsweise ohne eine eigene Erweiterung des Gesagten geschehen [36].

Angehörige als Dolmetscher/-innen

Gelegentlich werden Angehörige als Dolmetscher/-innen, unter anderem Kinder von Patienten und Patientinnen, in den therapeutischen Prozess einbezogen. Für jüngere Kinder können die Gesprächsinhalte außerhalb ihres Verständnisses liegen und emotional eine große Belastung darstellen [12]. Weiterhin besteht die Gefahr von Loyalitätskonflikten von älteren Patientinnen und Patienten, wenn diese vor ihren Angehörigen – z. B. vor ihren erwachsenen Kindern – über belastende Erfah-rungen sprechen sollen. Angehörigen ist es in der Regel aufgrund ihrer persönlichen Beziehung zur Patientin oder zum Patienten nicht möglich, die neutrale Rolle einer Dolmetscherin bzw. eines Dolmetschers einzunehmen. Durch den Einsatz von Laien- oder Ad-hoc-Dolmetscher/-innen kann die Anzahl von Fehlerquoten steigen, weshalb ausschließlich qualifizierte Dolmetscher/innen in das therapeutische Gespräch ein-bezogen werden sollten [12].

Weiteres

Nach Morina et al. [12] besteht die Herausforderung, dass der Einbezug von Dolmetscher/-innen die Verständigung einerseits zwar erst ermöglicht, die Kommunikation allerdings verkomplizieren und erschweren kann. Dieser Paradoxie sollte mit Geduld, Neugier und Toleranz begegnet werden. Vor allem durch die nachfolgende Generation wird die Herkunftssprache oftmals nicht vollständig erworben [37]. Einer Metastudie Essers [38] zufolge vollzieht die zweite Generation statistisch gesehen einen Assimilationssprung, welcher sich neben weiteren Veränderungen in einer sinkenden Fähigkeit hinsichtlich der Familiensprache manifestiert. Das Einreisealter spielt hierbei eine große Rolle.

Es kann sich durch Fehlübersetzungen oder fehlerhafte Zuordnungen von Bedeutungen als äußerst schwierig erweisen, den mit dem Gesagten transportierten und beabsichtigten Inhalt zu identifizieren [9]. Nicht unerhebliche, bei der Wahl des Dolmetschenden zu beachtende Einflüsse auf die Triade sind die Persönlichkeit, Herkunft und Biographie des Dolmetschenden. Auch vorhandene Schamaspekte oder die Stigmatisierung der Begrifflichkeiten von Psychiatrie und Psychotherapie sollten beachtet und in Vorbesprechungen exploriert werden. Eine mögliche psychische Belastung der Dolmetscher/-innen darf nicht außer Acht gelassen werden und muss im Kontext von Nachbesprechungen und Supervisionen thematisiert werden. Der erwähnte Wandel von Sprache kann sich weiterhin in der Sprache des Dolmetschenden manifestieren. Im Sinne eines lexikalischen Transfers besteht die Gefahr von Kommunikationsproblemen, wenn die gesuchten Begriffe nicht in der Muttersprache der Patientinnen und Patienten vorhanden sind.

4.2.2 Anforderungen an die Dolmetschenden

Es ist in der Psychotherapie üblich, konsekutiv bilateral zu dolmetschen. Die Dolmetschenden übernehmen in mündlichen Kontexten beide Sprachrichtungen. Es wird abschnittsweise übersetzt, die Sequenzen sollten hierbei nicht allzu lang werden. Neben sprachlichen und Konzentrationsfähigkeiten sind seitens des Dolmetschenden ein hohes Bildungsniveau und ein ausgeprägtes Vermögen zur Reflexion notwendig [39]. Dolmetscher/-innen sollten die Schweigepflicht beachten und Neutralität, Allparteilichkeit sowie Loyalität wahren [12]. Kulturgebundene Ausdrücke sollen eingeordnet und adäquat erklärt werden können [40]. Hierbei sollte diese Erklärung jedoch als eine Interpretation seitens der Dolmetschenden kenntlich gemacht werden. Darüber hinaus muss ein grundlegendes Wissen über medizinisch-psychologische Grundtermini und psychotherapeutisch-psychiatrisches Handeln vorhanden sein [30]. Hinzu kommt die Beachtung einer persönlichen Eignung, auch hinsichtlich einer nicht zu vernachlässigenden emotionalen Belastung, welche durch die Übersetzung traumatischer Inhalte entstehen kann. Hier sind eine emotionale Stabilität und die Fähigkeit zur Psychohygiene von äußerster Wichtigkeit [39]. Die Nutzung von Dol-

metschenden hat sich in der Praxis bewährt und hilft, den therapeutischen Prozess
störungsarm ablaufen zu lassen.

Überblick Regeln für den Dolmetschereinsatz:
- Gesprächsführung und Verantwortung für den therapeutischen Prozess halten [12]
- Blickkontakt zum Patienten bzw. zur Patientin halten und diese direkt ansprechen
- Gesprächseinheiten kurz halten (zwei bis vier Sätze), durch ein kurzes Handzeichen längere Gesprächspassagen unterbrechen, um es übersetzen zu lassen
- Leicht verständliche Ausdrucksweise (komplizierte Nebensätze, Fachjargon, typisch deutsche Redewendungen vermeiden) [39]
- Mit dem Patienten oder der Patientin, nicht mit den Dolmetscher/-innen reden (statt: „Fragen Sie bitte, wie es ihr geht", fragen „Wie geht es Ihnen?")
- Nonverbale Reaktionen auf die Übersetzung zeigen
- Übersetzung abwarten, erst dann antworten
- Befinden des Dolmetschenden beachten [34]
- Passung zwischen Therapeut/-in, Dolmetscher/-in und Patient/-in reflektieren [28]
- Keine Zwiegespräche mit den Dolmetscher/-innen, Kritik an dem Dolmetschenden möglichst nach dem Gespräch [12]

4.2.3 Anforderungen an die therapeutisch Tätigen

Die Verantwortung des therapeutischen Prozesses liegt in der Hand des Therapierenden, hierzu gehören primär die Gesprächsführung und die inhaltliche Gestaltung des therapeutischen Gesprächs, in welcher sich der oder die Therapeut/-in geduldig zeigt. Die Vorstellung aller Anwesenden zu Beginn des Gesprächs sollte eine Selbstverständlichkeit darstellen. Etwaige Problematiken des Patienten oder der Patientin sowie des Dolmetschenden hinsichtlich der Triade als auch Chancen müssen frühzeitig erkannt werden [12]. Weiterhin sollte dem Dolmetschenden die Möglichkeit eines Vor- und Nachgesprächs deutlich gemacht werden.

4.2.4 Alternative Lösungen

Die Möglichkeit der Hilfestellung durch Dolmetscher/-innen in psychiatrischen und psychotherapeutischen Kontexten ist als defizitär zu bezeichnen. Oftmals werden Ad-hoc-Dolmetscher/-innen eingesetzt, was zu hohen Fehlerquoten in der Behandlung führen kann. Alternativen in der Übersetzung bietet das Videodolmetschen, welches ebenfalls in medizinischen Bereichen angewandt wird und dort die Vorteile einer Kosten- und Zeitersparnis bietet [41]. Eine zusätzliche Form digitaler Angebote sind internetbasierte Kurzzeitinterventionen, welche für klar definierte psychische Störungsbilder ortsunabhängig von muttersprachlichen Professionellen durchgeführt werden. Erste Studien gehen von einer Wirksamkeit des Ansatzes für Patientinnen und Patienten aus dem arabischsprachigen Raum mit einer Posttraumatischen Belastungsstörung aus [42]. Weiterhin kann das Dolmetschen in einer anderen Sprache als in der Muttersprache der Patientinnen und Patienten als eine Möglichkeit angesehen werden, vorhandene Sprachbarrieren zu überwinden. Eine weitere Möglichkeit bieten sprachreduzierte Methoden für Patientinnen und Patienten, bei denen eine Arbeit in einer Drittsprache oder mit Dolmetscher/-innen nicht möglich ist. Bestehen bereits einige Deutschkenntnisse, können verschiedene Strategien angewandt werden, um die Kommunikation zu erleichtern. Ein Ziel sollte sein, den Patientinnen und Patienten die Scheu zu nehmen, auf Deutsch zu sprechen [34]. Durch therapeutische Materialien, welche Inhalte bildlich ausdrücken, kann weiterhin das Verständnis gefördert werden [34].

4.3 Fazit

Durch Zuwanderung entsteht ein Wandel von Sprache. Die Anzahl der älteren Patientinnen und Patienten, welche vor ein bis gar zwei Generationen zugewandert sind und deren Deutschkenntnisse lückenhaft sind, ist jedoch hoch. Um neben Informationen auch Gefühle adäquat verstehen zu können, ist die Nutzung von Dolmetscher/-innen in der psychotherapeutischen Praxis von herausragender Bedeutung. Die Thematik des Dolmetschens ruft viele Fragestellungen für die psychiatrische und psychotherapeutische Praxis auf und stellt Anforderungen an die klassische therapeutische Dyade. Neben dem Fehlen einer übergreifenden Kostenübernahme betreffen die Anforderungen innerhalb des psychotherapeutischen Gesprächs bei der Zusammenarbeit mit Dolmetschenden primär die Veränderungen von Rollen, Beziehungskonstellationen und die Sprachdifferenzen. Die Notwendigkeit der Nutzung von Dolmetschenden zur Hilfestellung in psychotherapeutischen Kontexten ist jedoch vorhanden und sollte, sofern möglich, in die therapeutische Regel implementiert werden. Sind Dolmetscher/-innen in ihrer Anzahl oder Qualifikation nicht ausreichend vorhanden, so sollte sowohl die Möglichkeit der Hinzuziehung von Dolmetschern strukturell verbessert werden (z. B. durch Schulung, Kostenklärung) als auch die Nutzung alternativer Methoden des Dolmetschens in Betracht gezogen werden.

Literatur

[1]   Landesbetrieb IT.NRW [Internet] Düsseldorf: Landesbetrieb Information und Technik Nordrhein-Westfalen. https://www.it.nrw/statistik/eckdaten/bevoelkerung-privathaushalten-2017-nach-geschlecht-altersgruppen-und [letzter Zugriff: 12.06.2019].
[2]   Krobisch V, Sonntag PT, Gül K, Aronson P, Schenk L. Der Migrationshintergrund in multikulturellen Pflegearrangements – Ergebnisse einer qualitativen und quantitativen Befragung älterer Türkeistämmiger. Pflege. 2016;29:289–300. https://econtent.hogrefe.com/doi/pdf/10.1024/1012-5302/a000514 [letzter Zugriff: 19.06.2019].

[3]   Brücker H, Rother N, Schupp J. IAB-BAMF-SOEP-Befragung von Geflüchteten: Überblick und erste Ergebnisse. Nürnberg: Bundesamt für Migration und Flüchtlinge; 2016.

[4]   Maas, U. Sprache und Sprachen in der Migrationsgesellschaft. Die schriftkulturelle Dimension. Göttingen: V & R Unipreis; 2008.

[5]   Jørgensen JN. Children's acquisition of code-switching for power-wielding. In: Auer P, Hrsg. Code-switching in conversation: Language, interaction and identity. London: Routledge; 1998: 237–261.

[6]   Antweiler C. Kollektive Identität. In: Kühnhardt L, Mayer T, Hrsg. Bonner Enzyklopädie der Globalität. Wiesbaden: Springer; 2017: 443–453.

[7]   Goldbach A. Deutsch-russischer Sprachkontakt. Deutsche Transferenzen und Code-Switching in der Rede Russischsprachiger in Berlin. Frankfurt am Main: Lang; 2005.

[8]   Kohte-Meyer I. Kindheit und Adoleszenz in verschiedenen Kulturen und Sprachen. In: Wohlfahrt E, Zaumseil H, Hrsg. Transkulturelle Psychiatrie – Interkulturelle Psychotherapie. Interdisziplinäre Theorie und Praxis. Heidelberg: Springer; 2006: 81–94.

[9]   Kluge U. Sprach- und Kulturmittler im interkulturellen psychotherapeutischen Setting. In: Machleidt W, Heinz A, Hrsg. Praxis der interkulturellen Psychiatrie und Psychotherapie: Migration und psychische Gesundheit. München: Elsevier; 2011: 145–154.

[10] Erim, Y. Nichtverstehen als Chance? Psychotherapeutisches Verständnis in der interkulturellen Begegnung. Lindau, Vortrag im Rahmen der 59. Lindauer Psychotherapiewochen, 2009. https://www.lptw.de/archiv/vortrag/2009/erim-yesim-psychotherapeutisches-verstaendnis-in-der-interkulturellen-begegnung-lindauer-psychotherapiewochen2009.pdf [letzter Zugriff: 12.06.2019].

[11] Salman R. Dolmetscher im Sozial- und Gesundheitswesen. Zeitschrift für Flüchtlingspolitik in Niedersachsen. 2002; Sonderheft 89/90:58–74. http://www.behandeln-statt-verwalten.de/fileadmin/user_upload/pdfs/fluechtlingsrat_89_90.pdf [letzter Zugriff: 19.06.2019].

[12] Morina N, Maier T, Schmidt Mast M. Lost in Translation? – Psychotherapie unter Einsatz von Dolmetschern. Psychotherapie Psychosomatik Medizinische Psychologie. 2010;60:104–110.

[13] Kohte-Meyer I. Funktionsstörungen des Ich und die Neuorientierung der Ich-Identität im Migrationsprozess. In: Erim, Y, Hrsg. Klinische Interkulturelle Psychotherapie. Ein Lehr- und Praxisbuch. Stuttgart: Kohlhammer; 2009: 146–154.

[14] Der Dezernent für Soziales und Jugend. Partizipative Altersplanung. Entwicklung von Strukturen und Angeboten für heute und morgen. Teil III: Angebote und Hilfen zur selbstbestimmten Lebensführung in stationären Einrichtungen. Reihe Soziales und Jugend. Frankfurt am Main: Stadt Frankfurt am Main; 2006. https://www.frankfurt.de/sixcms/media.php/738/Teilbericht%20III%20Kundenversion.pdf [letzter Zugriff: 12.06.2019].

[15] Müller-Wille C. Zur Lebenssituation älterer Migranten – Lebensbiografische und familiendynamische Aspekte. In: Beauftragte der Bundesregierung für Ausländerfragen, Hrsg. In der Diskussion: Älter werden in Deutschland. Fachtagung zu einer Informationsreihe für ältere Migranten. Berlin: Bonner Universitäts-Buchdruckerei; 2001: 18–32.

[16] Hurley C, Panagiotopoulos G, Tsianikas M, Newman L, Walker R. Access and acceptability of community based services for older Greek migrants in Australia: user and provider perspectives. Health Soc Care Community. 2013;21:140–149.

[17] Suurmond J, Rosenmöller DL, el Mesbahi H, Lamkaddem M, Essink-Bot ML. Barriers in access to home care services among ethnic minority and Dutch elderly – a qualitative study. Int J Nurs Stud. 2015;54:23–35.

[18] Rodewig K. Psychosomatische Rehabilitation türkischstämmiger Migranten. In: Dettmers C, Albrecht NJ, Weiller C, Hrsg. Gesundheit, Migration, Krankheit, Sozialmedizinische Probleme und Aufgaben in der Nervenheilkunde. Bad Honnef: Hippocampus; 2002: 204–217.

[19] Bükrücü I. Alte Migrantinnen und Migranten als Kunden der ambulanten Pflege. In: Kaewnetara E, Uske H, Hrsg. Migration und Alter. Auf dem Weg zu einer kulturkompetenten Altenarbeit. Konzepte – Methoden – Erfahrungen. Duisburg: Unrast; 2001.

[20] Kaiser C. Ältere Migranten und Demenz. Versorgungssituation, Handlungsbedarf und erste Modellprojekte. Saarbrücken: VDM; 2009.

[21] BafF e. V. – Bundesweite Arbeitsgemeinschaft der psychosozialen Zentren für Flüchtlinge und Folteropfer. Flüchtlinge in unserer Praxis: Informationen für ÄrztInnen und Psychotherapeu-tInnen. Berlin: Bundesweite Arbeitsgemeinschaft der psychosozialen Zentren für Flüchtlinge und Folteropfer; 2016.

[22] Ohtani A, Suzuki T, Takeuchi H, Uchida H. Language barriers and access to psychiatric care: A systemativ review. Psychiatric Services. 2015;66:798–805.

[23] Brune M, Eiroá-Orosa FJ, Fischer-Ortman J, Delijaj B, Haasen C. Intermediated communi-cation by interpreters in psychotherapy with traumatized refugees, Int J Cult Ment Health. 2011;4:144–151.

[24] Lambert JE, Alhassoon OM. Trauma-focused therapy for refugees: meta-analytic findings. J Couns Psychol. 2015;62:28–37.

[25] Carrasquillo O, Orav EJ, Brennan TA et al. Impact of language barriers on patient satisfaction in an emergency department. J Gen Internal Medicine. 1999;14:82–87.

[26] Salman R. Sprachliche, kulturelle und migrationsspezifische Hintergründe psychosozialer und psychiatrischer Praxis. In: Mauthe J, Hrsg. Informationsgesellschaft und Psyche. Königslutter: Axept; 2002: 68–81.

[27] Scott SD. Clinician factors in interpreter-facilitated psychotherapy: An exploratory study. New Jersey: State University of New Jersey; 2014. http://citeseerx.ist.psu.edu/viewdoc/down-load?doi=10.1.1.897.95&rep=rep1&type=pdf [letzter Zugriff: 05.04.2019].

[28] Storck T, Brakemeier EL. Sprache und Fremdheit in der interkulturellen dolmetschergestützten Psychotherapie. Psychotherapeut. 2017;62:291–298.

[29] Baron J, Floy L. Versorgungsbericht zur psychosozialen Versorgung von Flüchtlingen und Folter-opfern in Deutschland. Berlin: BAfF e. V. – Bundesweite Arbeitsgemeinschaft der psychoso-zialen Zentren für Flüchtlinge und Folteropfer; 2018. http://www.baff-zentren.org/wp-content/uploads/2018/08/Versorgungsbericht_4.Auflage.pdf [letzter Zugriff: 20.06.2019].

[30] Böttche M, Stammel N, Knaevelsrud C. Psychotherapeutisches Versorgung traumatisierter geflüchteter Menschen in Deutschland. Der Nervenarzt. 2016;87:1136–1143.

[31] Storck T, Schouler-Ocak M, Brakemeier EL. „Words don't come easy" Einige Herausforde-rungen in der dolmetschergestützten Psychotherapie mit Geflüchteten. Psychotherapeut. 2016;61:524–529.

[32] Haenel F. Spezielle Aspekte und Probleme in der Psychotherapie mit Folteropfern unter Betei-ligung von Dolmetschern. Systema. 1997;11:136–144.

[33] Rüther K. DolmetscherInnen im psychotherapeutischen Setting – ist drei einer zuviel? Unver-öffentlichte Bachelorarbeit. Marburg: Philipps-Universität Marburg: 2017.

[34] Belz M, Özkan I. Psychotherapeutische Arbeit mit Migranten und Flüchtlingen. Göttingen: Vandenhoeck & Ruprecht; 2017.

[35] Özkan, I. & Jenne, J. Co-Therapeut, Patientenfürsprecher oder Kulturvermittler – Das Rollenver-ständnis von Dolmetschern in der Psychotherapie. NeuroTransmitter. 2018;29:20–25.

[36] v Samson K, Nakajima A. Der Dolmetscher in der psychosozialen Versorgung von Flüchtlingen und Folteropfern. München, unveröffentlichtes Manuskript; 1997.

[37] Anstatt T. Russisch in Deutschland: Entwicklungsperspektiven. Bulletin der deutschen Slavistik 2008;14:67–74.

[38] Esser, H. Migration, Sprache und Integration. Berlin: Wissenschaftszentrum Berlin für Sozial-forschung; 2006.

[39] Kießl G, Meißner T, Romer G, Möller B. Dolmetschereinsatz in der Arbeit mit geflüchteten Kindern, Jugendlichen, ihren Familien und Bezugspersonen im psychotherapeutischen Versorgungskontext. Prax. Kinderpsychol. Kinderpsychiat. 2017;66:304–312.

[40] Wolf V, Özkan I. Dolmetschen in der Psychotherapie – Ergebnisse einer Umfrage. Psychotherapeuten-Journal. 2012;4:325–327.

[41] Kletečka-Pulker M, Parrag, S. Pilotprojekt „Qualitätssicherung in der Versorgung nicht-deutschsprachiger PatientInnen. Videodolmetschen im Gesundheitswesen". Endbericht für Fonds Gesundes Österreich; 2015. https://www.plattformpatientensicherheit.at/download/themen/Endbericht_QVC.pdf [letzter Zugriff: 05.04.2019].

[42] Knaevelsrud C, Brand J, Lange A, Ruwaard J, Wagner B. Web-based psychotherapy for post-traumatic stress disorder in war-traumatized Arab patients: randomized controlled trial. J Med Internet Res. 2015;17(3):e71.

Teil II: Spezifische Themenfelder:
Ergebnisse aus empirischen Studien

Min-Sung Kim

5 Unsichtbare Migrantinnen und Migranten – erste Einwanderergeneration aus asiatischen Ländern: Altersbilder, Pflegevorstellungen und Inanspruchnahme-Barrieren

In Deutschland ist eine Zunahme älterer Zugewanderter zu beobachten [1],[2], in Berlin beispielsweise ist der Anteil aller über 55-jährigen Menschen mit Migrationshintergrund an der gleichaltrigen Gesamtbevölkerung von 13,3 % im Jahr 2007 auf 17,9 % im Jahr 2018 angestiegen ([3], eigene Berechnungen). Von diesem demographischen Wandel und dessen Herausforderungen sind auch Personen aus relativ kleinen Migrantengruppen betroffen wie beispielsweise alt werdende und ältere Zugewanderte, die als Arbeitsmigrantinnen oder Arbeitsmigranten, als Geflüchtete oder aus anderen persönlichen Gründen aus diversen asiatischen Ländern in den 1960er, 1970er oder 1980er Jahren nach Deutschland einreisten, sich niederließen und hier die Lebensphase des Alters erleben (werden). Es gibt allerdings kaum Erkenntnisse über asiatische Migrantengruppen in Deutschland.

Ende des Jahres 2018 bezifferte sich die Anzahl der südost- und ostasiatischen Migrantinnen und Migranten ab 55 Jahren in Berlin auf 11.396 Personen, was einen Anteil von 5,4 % an den gleichaltrigen Zugewanderten in Berlin ausmacht. Somit sind die südost- und ostasiatischen Migrierten die viertgrößte Gruppe in dieser Alterskohorte nach den Zugewanderten aus der Türkei, Polen und der Russischen Föderation (jeweils 40.072, 18,9 %; 31.382, 14,8 %; 13.184, 6,2 %) ([3], eigene Berechnungen). Als asiatische Länder im Kontext des vorliegenden Beitrags werden sowohl südostasiatische Länder wie Malaysia, Thailand, Vietnam etc. als auch ostasiatische Länder wie China, Japan, Korea, Taiwan etc. gezählt. Diese asiatischen Länder sind in geschichtlicher Hinsicht durch den Konfuzianismus, Buddhismus oder Daoismus tief geprägt [4].

Buddhismus, Konfuzianismus sowie Taoismus als Religionen bzw. Weltanschauungen unterscheiden sich vom europäischen Verständnis von Religion bzw. Religionszugehörigkeit, nach dem die Ausübung einer Religion hauptsächlich auf dem Glauben an einen „allmächtigen einzigartigen Schöpfer-Gott" basiert [5]. In den asiatischen Ländern ist dagegen zu beobachten, dass die genannten Religionen bzw. Weltanschauungen im alltäglichen Leben in unterschiedlicher Form miteinander verwoben und in den asiatischen Gesellschaften tief verwurzelt sind [6]. Dadurch wurden die Werte und Normen der Gesellschaft, die sozialen Verhältnisse, aber auch die Vorstellung der Menschen vom Alter(n) in hohem Maße beeinflusst und bewahrt.

---

https://doi.org/10.1515/9783110563375-005

In diesem Beitrag geht es um ältere asiatische Migrantinnen und Migranten der ersten Einwanderergeneration, die bis zum Erwachsenenalter in ihren Heimatländern sozialisiert wurden und dann nach Deutschland emigriert sind. Es wird daher davon ausgegangen, dass sie die Anteile der Sozialisation in ihren Heimatländern noch in sich tragen, so dass das Leben im Alter dadurch in gewisser Hinsicht beeinflusst wird und bei älteren asiatischen Migrantinnen und Migranten der ersten Generation viele Gemeinsamkeiten bezüglich des Erlebens im Alter und der altersbezogenen Bedürfnisse bestehen.

In diesem Beitrag werden ausgewählte Aspekte aus den zwei folgenden Studien vorgestellt:

- Studie S_1: Pilotstudie zur gesundheitsbezogenen Lebensqualität und zu Altersbildern der alt werdenden und älteren asiatischen Migrierten der ersten Generation, in der zwischen 2016 und 2017 in Berlin 298 asiatische Zugewanderte ab 55 Jahren aus Japan (n = 39), Korea (n = 146) und Vietnam (n = 113) befragt wurden [7],[8];
- Studie S_2: Studie zur Analyse der Versorgung von Pflegebedürftigen mit asiatischem Migrationshintergrund der ersten Generation, in der im Jahr 2018 zwölf Einzelinterviews mit Pflegebedürftigen aus Japan (n = 3), Korea (n = 3), Thailand (n = 3) und Vietnam (n = 3) bzw. ihren Angehörigen und zwei Gruppeninterviews mit jeweils 18 (noch) nicht pflegebedürftigen asiatischen Migrierten und acht Expertinnen und Experten bzw. Vertreter/-innen aus unterschiedlichen asiatischen Communities durchgeführt und analysiert wurden. Darüber hinaus wurden 231 Einrichtungen im Pflegebereich in Berlin zum Stand der interkulturellen Öffnung befragt [9].

Der Beitrag soll den Leser/-innen dabei helfen, einerseits kleine Einblicke in die Altersbilder und Pflegevorstellungen einer der eher unbekannten Migrantengruppen in Berlin zu gewinnen und andererseits ältere asiatische Zugewanderte in der Praxis besser zu verstehen.

5.1 Migrations- und kulturbedingte Altersbilder

Unter Altersbildern sind individuelle und gesellschaftliche Vorstellungen dessen, was die Lebensphase Alter und den Prozess des Älterwerdens betrifft, zu verstehen. Altersbilder sind sehr stark an ihre historischen, kulturellen und sozialen Kontexte geknüpft [10],[11]. Es bleibt noch ungeklärt, inwieweit sich die Altersbilder der Zugewanderten durch den langen Migrationsprozess verändern [12].

In der Pilotstudie S_1 wurden zur Erfassung der Altersbilder der Befragten 14 Items entwickelt, die sich in allgemeine, migrationsbedingte und kulturbedingte Altersbilder einordnen lassen. Die migrationsbedingten Altersbilder spiegeln die mit dem Migrationsprozess verbundenen Vorstellungen wider, während die traditionellen Altersbilder die insbesondere vom Konfuzianismus geprägten Vorstellungen alltagsnah abbilden. Im Folgenden werden zwei Ergebnisse aus der Pilotstudie S$_1$ bezüglich der Altersbilder der asiatischen Befragten vorgestellt, deren Alter und Aufenthaltsdauer im Durchschnitt jeweils bei 67,3 (SD = 6,6 Jahre) und bei 39,1 Jahren (SD = 11,1 Jahre) lagen.

Durch die erwähnten Religionen bzw. Weltanschauungen in asiatischen Ländern wurden ungleiche Geschlechterrollen in einer hierarchischen Beziehung etabliert und bewahrt, auch innerhalb der Familie. Daher kommt in der Familie den Söhnen in Hinsicht auf die Verpflichtung zur kindlichen Pietät, zu der eine Übernahme der Pflege der Eltern zählt, eine besondere Bedeutung zu [13],[14],[15]. Der älteste Sohn hat sowohl eine Verpflichtung gegenüber den Eltern als auch das Recht, familien-bezogene Entscheidungen zu treffen. Die Aussage in Abb. 5.1 verdeutlicht diese Vor-stellung.

28,6 % der gesamten Befragten gaben an, sich der Aussage, der Sohn solle sich um die alt gewordenen Eltern kümmern, „absolut" oder „eher" anschließen zu kön-nen (n = 73), während entsprechend 71,4 % dies ablehnten (n = 182). Vergleicht man das Ergebnis zwischen den Geschlechtern, so zeigen sich keine großen Unterschiede: 73,3 % der weiblichen und 69,7 % der männlichen Befragten lehnten die Aussage ab. Auffällig ist allerdings der Unterschied zwischen den befragten Herkunftsgruppen: Über 50 % der vietnamesischen Befragten stimmten dem tradierten Altersbild zu (n = 49), während lediglich 23,3 % der japanischen und 13,2 % der koreanischen Be-

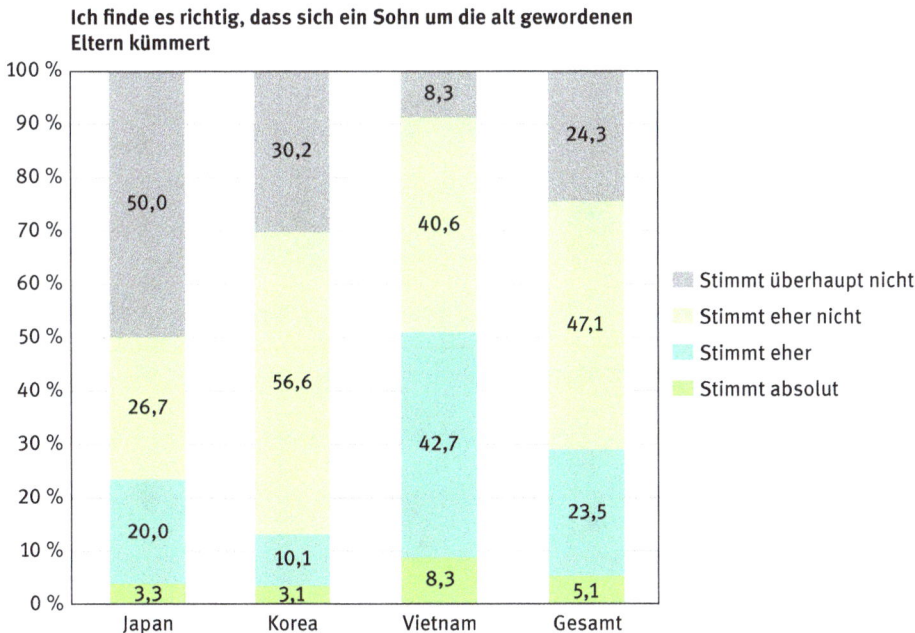

Abb. 5.1: Kulturbedingte Altersbilder (in %) [8].

fragten dies für richtig hielten. Beim ersten Blick liegt die Vermutung nahe, dass für diese Gruppendifferenz die unterschiedliche Aufenthaltsdauer zwischen den befragten asiatischen Gruppen verantwortlich ist: Die vietnamesischen Befragten lebten in Deutschland mit einer durchschnittlichen Aufenthaltsdauer von 29,6 Jahren am kürzesten, während die Aufenthaltsdauer der japanischen und koreanischen Befragten bei 37,5 bzw. 46,7 Jahren lag. Möglicherweise können hier aber auch andere Erklärungen wie ein höherer Grad der Ethnisierung herangezogen werden, daher erscheinen weitere detaillierte Analysen sinnvoll.

In den asiatischen Kulturräumen hat das Essen eine besondere Bedeutung. Dies trifft auch auf bereits migrierte asiatische Menschen zu [16],[17]. In der Pilotstudie S_1 wurde den Teilnehmenden die Frage nach ihrem Wunsch nach heimatlichem Essen gestellt. Wie in Abb. 5.2 zu sehen, stimmten über 70 % der Befragten der Aussage „absolut" oder „eher" zu, heimatliches Essen immer mehr zu vermissen (n = 189), wobei kaum ein Gruppenunterschied festzustellen ist. Einen solchen Aspekt des Vermissens von etwas, das mit dem Herkunftskontext verknüpft ist, klassifizieren wir als „migrationsbedingt".

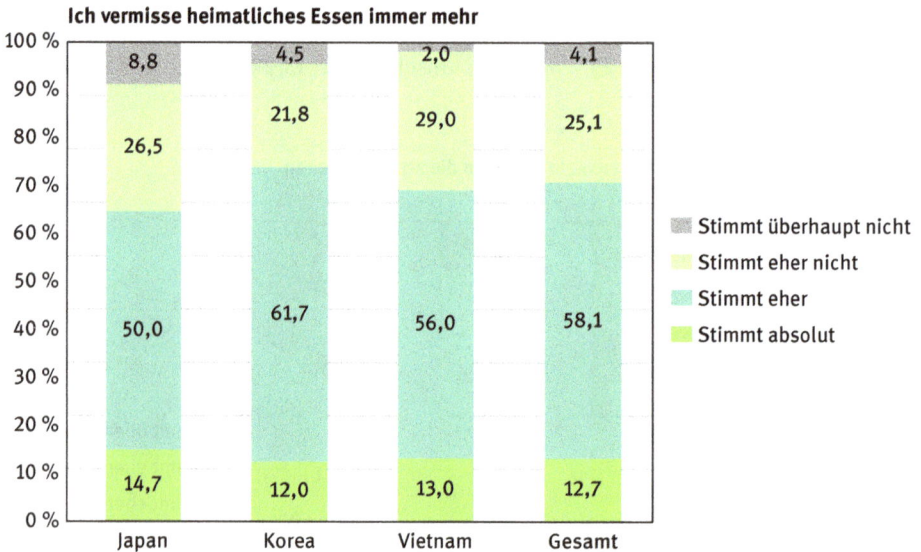

Abb. 5.2: Migrationsbedingte Altersbilder (in %) [8].

5.2 Gewünschte Wohnform im Pflegefall – Pflegeerwartung an die eigenen Kinder

In der Pilotstudie S_1 wurden die Teilnehmenden nach der gewünschten Wohnform im Pflegefall gefragt. Das Ergebnis ist in Abb. 5.3 dargestellt.

Viele Studien weisen darauf hin, dass im Pflegefall ein Verbleib in der eigenen Wohnung bei manchen Bevölkerungsgruppen die erste Präferenz ist, weil dies eine möglichst lange selbstbestimmte Lebensführung verspricht [9],[18]. So gaben auch um die Hälfte der gesamten Befragten der Pilotstudie S_1 an, im Pflegefall weiter in der eigenen Wohnung leben zu wollen (52,8 %, n = 152). Danach kam eine Form des Senioren- und Pflegeheims für 26,7 % der Befragten in Frage (n = 77). Anders als angenommen wurde die Form der kultursensiblen Wohngemeinschaft mittelmäßig bevorzugt (20,1 %, n = 58), allerdings mehr als eine gewöhnliche Wohngemeinschaft (11,1 %, n = 32). Für 10,8 % der gesamten Befragten stellt der Einzug bei den (Enkel-) Kindern eine weitere Option dar, wobei sich die Antworten der japanischen und koreanischen deutlich von denen der vietnamesischen Befragten unterscheiden.

Bei vielen der Interviewten in den Gruppen- und Einzelinterviews in der Studie S_2 kam ebenfalls eine geringe Pflegeerwartung an ihre eigenen Kinder zum Ausdruck, z. B.:

„Die Kinder sind hier groß geworden. Sie haben die deutsche Kultur bekommen und sie sind als Deutsche groß geworden, die können das nicht [...] Wenn ich alt wäre, würde ich im Heim allein wohnen" (Gruppeninterview mit potenziellen Pflegebedürftigen, Abs. 44 [9]).

„Ich gehe davon aus, dass ich in einem Pflegeheim wohnen werde [...] die zweite Tochter ist gerade in Berlin. Trotzdem muss sie zur Arbeit gehen. Sie kann mich nicht rund um die Uhr pflegen [...] Ja, es ist richtig, in einem Heim zu wohnen" (K4 im Einzelinterview, Abs. 143 [9]).

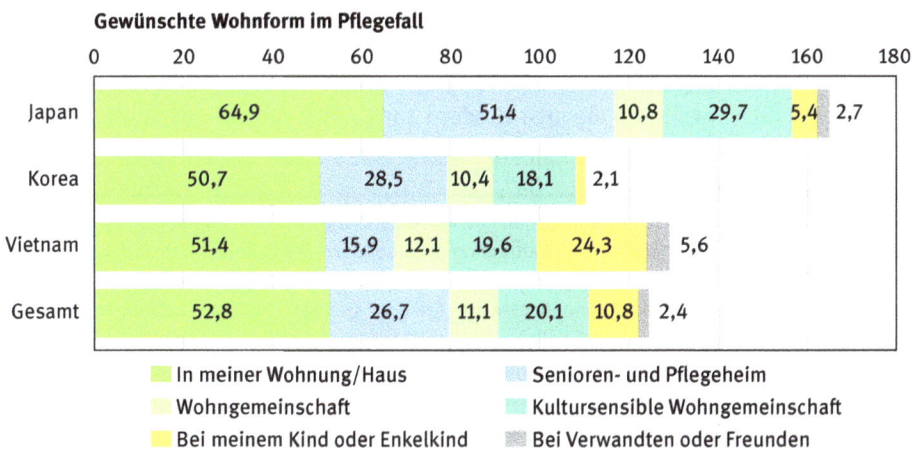

Abb. 5.3: Gewünschte Wohnform im Pflegefall (in %, Mehrfachnennungen möglich) [8].

Nach Ansicht der Interviewten sei ihren Kindern schwer zuzumuten, die tradierten Werte zu übernehmen. Im Unterschied zur Elterngeneration sind die Kinder in Deutschland sozialisiert. Das schließt eine Modifikation der in den meisten vom Konfuzianismus asiatischen Ländern dominierenden Erwartung ein, dass die Kinder die Pflege ihrer pflegebedürftigen Eltern übernehmen. Diese „Optimierung der Werteorientierung" äußert sich dann z. B. in der Bereitschaft, in einer stationären Pflegeeinrichtung den Lebensabend zu verbringen.

Forciert wird diese Bereitschaft durch die Angst, den eigenen Kindern zur Last zu fallen. Damit einher geht die Zurückhaltung eigener Wünsche, wie folgendes Zitat einer Frau zeigt, die ihre demente japanische Mutter zu Hause pflegt und ihre Mutter zwei Wochen lang eine vollstationäre Pflegeform ausprobieren ließ. Während dieser Zeit schien ihre Mutter viele Probleme zu haben und unzufrieden zu sein, was die Interviewte zwar von dem Personal der Einrichtung erfuhr – aber nicht von ihrer Mutter selbst:

> „Ich [die interviewte Tochter] war eine Woche vorher mal da und habe [meiner Mutter] gesagt: ‚Ich nehme dich mit', da hat sie gesagt ‚Nein'. Und da glaube ich, ist es ein ganz asiatischer Zug: Die größte Angst meiner Mutter war unser Familienleben zu stören [...] Also selbst in dieser fortgeschrittenen Diagnose hat sie, glaube ich, stellt sie ihre eigenen Bedürfnisse eigentlich zurück [...] Deswegen hätte sie sich, glaube ich, niemals beschwert. Sie wäre immer dageblieben, ob es ihr gefällt oder nicht. Aber ich fand es ganz gruselig" (J1 im Einzelinterview, Abs. 16 [9]).

Ebenfalls antworteten beinahe 70 % der Befragten in der Pilotstudie S_1 auf die Aussage „Ich habe Angst davor, im Alter meinen Kindern zur Last zu fallen" mit „stimmt eher" oder „stimmt absolut". Die Tendenz der asiatischen Eltern, den eigenen Kindern nicht zur Last fallen zu wollen, steht möglicherweise damit im Zusammenhang, dass die Bereitschaft der Eltern, für die eigenen (erwachsenen) Kinder große Opfer aufzubringen, in asiatischen Kulturräumen für selbstverständlich gehalten und sogar als hoch angesehen gilt [9], [19]. Allerdings kann mit den vorliegenden Daten der Studien S_1 und S_2 nicht erklärt werden, warum die vietnamesischen Befragten die Option des Wohnens bei den eigenen Kindern im Pflegefall vergleichsweise oft bevorzugen und gleichzeitig ihre Angst, den eigenen Kindern zur Last zu fallen, laut Studie S_1 noch stärker ausgeprägt ist als bei den japanischen und koreanischen Befragten.

In den südost- und ostasiatischen Ländern, die insbesondere vom Konfuzianismus geprägt sind, wird der Einzelne weniger als eigene Einheit wahrgenommen, sondern vielmehr im Kontext sozialer Bezüge wie der Familie oder diverser Bezugsgruppen definiert, und seine wichtigste Aufgabe besteht laut konfuzianischer Lehre darin, zur Harmonie bzw. zum Gleichgewicht der größeren Ordnung beizutragen [19]. Dies geht damit einher, dass dem kollektiven Wohlstand bzw. der Harmonie des Umfelds bzw. der Gesellschaft, der Organisation oder der Familie etc. eine noch größere Bedeutung zukommt als den individuellen Wünschen, Bedürfnissen und Werten des einzelnen Individuums. Infolge dessen ist bei asiatischen Menschen die Tendenz zu beobachten, sich eher den Gegebenheiten anzupassen, indem sie die eigenen Gefühle, Wünsche und Bedürfnisse kontrollieren, während Menschen in westlichen

Kulturen die Tendenz aufweisen, Kontrolle auf die äußere Umwelt auszuüben, um sie in motivdienlicher Weise zu verändern [20]. Dies könnte in der Praxis so erscheinen, dass Pflegebedürftige mit asiatischem Migrationshintergrund Schwierigkeiten haben, dem Personal, aber auch nahestehenden Personen gegenüber ihre Probleme bzw. ihre wahren Wünsche auszudrücken oder sich gar zu beschweren. Dies kann allerdings von außen gesehen als unauffällig bzw. integriert bewertet werden.

5.3 Barrieren bei der Inanspruchnahme der Angebote im Pflegebereich – Schwellenangst

Aus den Einzel- und Gruppeninterviews der Studie S_2 wurden einige Aspekte der Barrieren älterer asiatischer Zugewanderter bei der Inanspruchnahme der Angebote im Pflegebereich herausgearbeitet wie Sprachbarrieren, Informationsdefizite, Schwellenangst, komplizierte Prozesse etc., die auch bei anderen Migrantengruppen zu beobachten sind. Um Barrieren asiatischer Migrantinnen und Migranten bei der Inanspruchnahme von Beratungsangeboten im Pflegebereich noch besser erfassen zu können, wurde beim Gruppeninterview mit asiatischen potenziellen Pflegebedürftigen die Frage gestellt, welche Faktoren für sie bei der Auswahl einer Beratungsstelle relevant seien. Die 18 Teilnehmenden wurden in Zweier- und Dreiergruppen eingeteilt und darum gebeten, über diese Frage zu diskutieren und anschließend folgende vier Beispiele nach ihrer Relevanz zu ordnen: „Interkulturelle Kompetenz, z. B. meine Heimatkultur zu berücksichtigen und zu verstehen"; „Einfacher Prozess zur Problemlösung"; „Möglichkeit, eine Beratung in der Muttersprache zu bekommen" und „Freundlichkeit der Berater/-innen".

Anders als erwartet gaben sieben der gebildeten acht Gruppen „Freundlichkeit der Berater/innen" als das wichtigste Kriterium an, während eine Gruppe die „Möglichkeit, eine Beratung in der Muttersprache zu bekommen" als notwendigste Voraussetzung für die Inanspruchnahme einer Beratungsstelle bevorzugte. Dazu schilderten die Teilnehmenden z. B.:

> „Häufig erfahre ich Unfreundlichkeit, ich lebe hier seit fast fünfzig Jahren. Ich habe so viel [an Unfreundlichkeit] erlebt. Und heute noch erlebe ich das […] Man kriegt dann Hemmungen erstmal, obwohl ich nicht so bin" (Gruppeninterview mit potenziellen Pflegebedürftigen, Abs. 176 [9]).

> „Ich erlebe auch sehr sehr oft Unfreundlichkeit in Deutschland […] Wir als Asiaten werden vielleicht, weil wir schwach aussehen, öfter angegriffen als Deutsche, das kann auch sein, aber allgemein ist es unangenehm, wir müssen uns ein dickes Fell zulegen" (Gruppeninterview mit potenziellen Pflegebedürftigen, Abs. 181 [9]).

Auch in den Einzelinterviews mit asiatischen Pflegebedürftigen bzw. ihren Angehörigen in Studie S_2 wurde eine Sensibilisierung der stationären Pflegeeinrichtungen für kulturelle Besonderheiten bzw. kulturbezogene Bedürfnisse (wie z. B. Angebote heimatlichen Essens oder Gestaltung traditioneller Feste) kaum thematisiert oder für weniger relevant gehalten. Dagegen entstand eher der Eindruck, dass vor allem der respektvolle freundliche Umgang des Personals mit ihren Versorgungsbedürfnissen im Mittelpunkt steht.

5.4 Fazit für die Praxis

Der kurze Einblick in die kultur- und migrationsbedingten Vorstellungen der asiatischen Befragten macht bereits deutlich, dass Fragen zur Erscheinungsform von Altersbildern, zu ihrer Veränderung über den Migrationsprozess hinweg sowie zu ihren Auswirkungen auf die Bedürfnisse und Inanspruchnahme-Barrieren nicht einfach beantwortet werden können. Gemäß den vorgestellten Ergebnissen sollte zur Verbesserung der Inanspruchnahme von Pflegeangeboten bei älteren asiatischen Migrantinnen und Migranten vor allem berücksichtigt werden, dass die Schwellenangst vor deutschen Institutionen eine der entscheidenden Barrieren ist. Daher ist angeraten, die pflegerische Beratungs- und Einrichtungslandschaft für die Bedeutung von „Freundlichkeit" im Rahmen des Konzepts der interkulturellen Öffnung noch verstärkt zu sensibilisieren, damit zwischen Personal und (asiatischen) Klientinnen und Klienten trotz der eingeschränkten Verständigungsmöglichkeiten durch Sprachbarrieren ein Gefühl von Vertrauen entstehen kann. Dies erscheint im Fall der asiatischen Zugewanderten insofern als besonders relevant, als die befragten Einrichtungen in der Studie S$_2$ die Kommunikation mit der asiatischen Klientel für noch schwieriger hielten als mit Nutzer/-innen mit anderem Migrationshintergrund. Außerdem ist zu bemerken, dass die in Deutschland verbreitete Komm-Struktur (darauf warten, bis die Hilfesuchenden kommen, d. h., dass sie die Beratungsstellen aufsuchen und um Unterstützung bitten) und der am Empowerment der Klientinnen und Klienten orientierte Beratungsstil (keine Frage, dann keine Antwort) für asiatische Migrantengruppen gewöhnungsbedürftig sind und unfreundlich wirken.

Eine interkulturelle Öffnung der Versorgungseinrichtungen soll Barrieren bei Migrantinnen und Migranten abbauen, um eine gleichberechtigte Teilhabe für jede Person zu gewährleisten [21],[22]. Das erfordert, die große Heterogenität der Migrantenbevölkerung trotz des damit verbundenen hohen Aufwands sowohl bei der Konzeptentwicklung der interkulturellen Öffnung in der Forschung als auch bei ihrer Umsetzung in der Praxis in den Blick zu nehmen.

Literatur

[1]   Schimany P, Rühl S, Kohls M. Ältere Migrantinnen und Migranten. Entwicklungen, Lebenslagen, Perspektiven. Forschungsbericht 18, 2012. https://www.bamf.de/SharedDocs/Anlagen/DE/ Publikationen/Forschungsberichte/fb18-aeltere-migranten.pdf?__blob=publicationFile [letzter Zugriff: 24.07.2019].

[2]   Kohls M. Leben ältere Migranten länger? Eine Analyse von Sterberisiken älterer Migrantinnen und Migranten in Deutschland. In: Baykara-Krumme H, Schimany P, Motel-Klingebiel A, Hrsg. Viele Welten des Alterns. Ältere Migranten im alternden Deutschland. Wiesbaden: Springer VS; 2012: 201–222.

[3]   Amt für Statistik Berlin-Brandenburg. Statistisches Informationssystem Berlin Brandenburg (StatIS-BBB) [Internet]. https://www.statistik-berlin-brandenburg.de/datenbank/inhalt-daten-bank.asp [letzter Zugriff: 24.07.2019].

[4]   Cheng SK. Understanding the culture and behaviour of East Asians– a Confucian perspective. Aust N Z J Psychiatry. 1990;24:510–515.

[5]   Lapin A. Transkulturelle Geriatrie: eine herannahende Herausforderung. [Trans-cultural geriatrics: an incipient challenge]. Wien Med Wochenschr. 2008. doi: 10.1007/s10354-008-0546-7 [letzter Zugriff: 20.07.2019].

[6]   Körner U, Ozaki K, Suzuki T. Organtransplantation und Vorstellungen über Leben und Tod in Japan. Ethik Med. 1999. doi: 10.1007/s004810050075 [letzter Zugriff: 20.07.2019].

[7]   Kim MS. Zwischenergebnisse der Studie zur gesundheitsbezogenen Lebensqualität und Altersbilder von asiatischen Senior*innen in Berlin. In: Gesellschaft für psychosoziale Gesundheitsförderung bei Migrant*innen, Hrsg. Liebe asiatische Senior*innen, wie geht´s Ihnen heute? Fachtagbericht. Berlin: 2018;4–7. https://www.gemi-berlin.de/app/down-load/13780493533/X_Web_Endversion_DE_Publikation.pdf?t=1517219328 [letzter Zugriff: 01.04.2018].

[8]   Kim MS, Hrsg. Lebenslagen von alt werdenden und älteren asiatischen Migrant*innen. Eine Pilotstudie zur gesundheitsbezogenen Lebensqualität und zu Altersbildern der alt werdenden und älteren asiatischen Migrant*innen aus Japan, Korea und Vietnam in Berlin. Berlin: Fritz-Thyssen-Stiftung; 2019. https://www.gemi-berlin.de/app/download/14133988133/1_Be-richt+der+S1_Version_2.0.1_GePGeMi.pdf?t=1563361714 [letzter Zugriff: 06.06.2019].

[9]   Kim MS. Analyse der Versorgung von Pflegebedürftigen mit asiatischem Migrationshintergrund in Berlin. Über die Versorgungssituation und -erwartung der (potentiellen) zugewanderten Pflegebedürftigen aus Japan, Korea, Thailand und Vietnam und den Stand der interkulturellen Öffnung im Bereich der Pflege in Berlin. Berlin: Senatsverwaltung für Gesundheit, Pflege und Gleichstellung; 2019. https://www.gemi-berlin.de/app/download/14004192733/2_Final_For-schungsBericht_S2_AnVerMigr_Senatsverwaltung_Jan_2019.pdf?t=1560864709 [letzter Zugriff: 03.05.2019].

[10] Berner F, Rossow J, Schwitzer K-P, Hrsg. Individuelle und kulturelle Altersbilder. Wiesbaden: Springer VS; 2012.

[11] Bundesministerium für Familie, Senioren, Frauen und Jugend. Eine neue Kultur des Alterns: Altersbilder in der Gesellschaft. Erkenntnisse und Empfehlungen des Sechsten Altenberichts. Berlin: Bundesministerium für Familie, Senioren, Frauen und Jugend; 2010.

[12] Dietzel-Papakyriakou M. Ein Blick zurück nach vorn: Zwei Jahrzehnte Forschung zu älteren Migrantinnen und Migranten. In: Baykara-Krumme H, Schimany P, Motel-Klingebiel A, Hrsg. Viele Welten des Alterns. Ältere Migranten im alternden Deutschland. Wiesbaden: Springer VS; 2012: 437–447.

[13]   Buch O, Calov O, Naujoks D. Alter(n) im Japan der Gegenwart. In: Pelizäus-Hoffmeister H, Hrsg. Der ungewisse Lebensabend? Alter(n) und Altersbilder aus der Perspektive von (Un-) Sicherheit im historischen und kulturellen Vergleich. Wiesbaden: Springer VS; 2014: 183–202.

[14]   Árokay J. Frauen und Frauenbilder im japanischen Buddhismus. In: Pohl M, Wieczorek I, Hrsg. Japan 2007. Politik, Wirtschaft und Gesellschaft. Berlin: Vereinigung für sozialwissenschaftliche Japanforschung; 2007: 183–197.

[15]   Kobayashi, Karen M. The nature of support from adult sansei (third generation) children to older nisei (second generation) parents in Japanese Canadian families. J Cross Cult Gerontol. 2000. doi: 10.1023/A:1006743000593 [letzter Zugriff: 19.07.2019].

[16]   Son GR, Kim HR. Culturally Familiar Environment among Immigrant Korean Elders. Research and Theory for Nursing Practice. 2006;20(2):159–171.

[17]   Henke O, Mauter D, Behzadi A, Bhusal D, Singh A, Riedel T, Thuss-Patience P. „Schmerzen sind eher zu ertragen als das Alleinsein". Palliativmedizin. 2015. doi: 10.1055/s-0035-1552726 [letzter Zugriff: 20.01.2018].

[18]   Köcher R, Bruttel O, Hrsg. Generali-Altersstudie. Wie ältere Menschen in Deutschland denken und leben. Berlin: Fischer VS; 2013.

[19]   Lee YC. The paradigm of Confucian sociology and social theory [in Koreanisch]. Seoul: doseo-chulpan yeomunseowon; 2008.

[20]   Weisz JR. Development of control-related beliefs, goals, and styles in childhood and adolescence. A clinical perspective. In: Rodin J, Schooler C, Schaie W, Hrsg. Self-directedness: Cause and effects throughout the life course. New York: Erlbaum; 1990: 103–145.

[21]   Busch D. Handlungsorientierungen in Prozessen interkultureller Öffnung. Eine kritische Perspektive. In: Vanderheiden E, Mayer C-H, Hrsg. Handbuch Interkulturelle Öffnung. Grundlagen, Best Practice, Tools. Göttingen: Vandenhoeck & Ruprecht; 2014: 69–77.

[22]   Schröer H. Interkulturelle Öffnung und Diversity Management. In: Blank B, Gögercin S, Sauer KE, Schramkowski B, Hrsg. Soziale Arbeit in der Migrationsgesellschaft. Wiesbaden: Springer; 2018: 773–785.

Verena Krobisch, Pia-Theresa Sonntag, Liane Schenk

6 Was braucht eine gute Pflege? Spezifika der Versorgung am Beispiel älterer Migrantinnen und Migranten aus der Türkei

Die Versorgung pflegebedürftiger Menschen mit Migrationshintergrund gewinnt in Deutschland an gesellschaftspolitischer Bedeutung. Politik, Zivilgesellschaft und Wissenschaft widmen sich in den letzten Jahren verstärkt der Frage, wie eine adäquate pflegerische Versorgung dieser Bevölkerungsgruppe geleistet und gestaltet werden kann. Die Erkenntnislage in Deutschland insbesondere zu älteren Türkeistämmigen und Zugewanderten aus der ehemaligen Sowjetunion hat sich in den letzten Jahren verbessert, doch fehlen weiterhin amtliche Daten und repräsentative Forschungsergebnisse [1], die eine zuverlässige Grundlage für die Planung und Gestaltung der Versorgung der älteren Bevölkerung mit Migrationshintergrund insgesamt und einzelner Subgruppen bieten. Am Beispiel älterer Türkeistämmiger lassen sich jedoch relevante migrationssensible Aspekte und mögliche Spezifika der Versorgung festmachen.

6.1 Forschungsstand: Pflegerelevante Merkmale und Versorgungslage

Die heute älteren Türkeistämmigen kamen vorwiegend im Rahmen der Arbeitskräfteanwerbung zwischen 1961 und dem Anwerbestopp 1973, aber auch im Rahmen des anschließenden Familiennachzugs sowie der humanitären Zuwanderung nach Deutschland [2],[3]. Ihre Lebenssituation kennzeichnet eine häufig schwache sozioökonomische und gesundheitliche Lage. Bei vielen schlagen sich prekäre Beschäftigungsbedingungen in einem überproportional hohen Armutsrisiko nieder [3],[4]. Belastende Lebens- und Arbeitsbedingungen, z. B. aufgrund körperlicher Beanspruchungen am Arbeitsplatz in der deutschen Nachkriegsindustrie, ungünstiger Wohnverhältnisse oder unzureichender gesellschaftlicher Integration etwa in das Gesundheitssystem, führen zu höheren Krankheitsrisiken und einer nach eigener Einschätzung größeren Gesundheitsbelastung als in der Bevölkerung ohne Migrationshintergrund [4],[5],[6],[7]. Ergebnisse zur funktionalen Gesundheit deuten zudem auf ein höheres Pflegerisiko hin. In der Gruppe der angeworbenen Arbeitsmigrantinnen und -migranten im Alter von 40 bis 85 Jahren finden sich bei mehr als jedem Dritten große Einschränkungen in der Mobilität und Alltagskompetenz, wohingegen dies nur auf knapp jede fünfte Person in der gleichaltrigen Gesamtbevölkerung ohne Migrationshintergrund zutrifft [4]. Mit welchem Pflegebedarf bei Türkeistämmigen und Zugewanderten allgemein zu rechnen ist, lässt sich mangels zuverlässiger Prognosen

https://doi.org/10.1515/9783110563375-006

und fehlender Erfassung des Migrationshintergrundes in amtlichen Statistiken oder denen der Pflegeversicherungen derzeit allerdings nicht bestimmen [1],[8]. Aufgrund der Erkenntnisse zur körperlichen und funktionalen Gesundheit wird jedoch mit einem größeren Pflegebedarf als in der Bevölkerung ohne Migrationshintergrund gerechnet.

Die Arbeitsmigrantinnen und -migranten kamen unter der Prämisse nach Deutschland, hier für eine begrenzte Zeit zu arbeiten, Geld zu verdienen und anschließend in die Türkei zurückzukehren. Die große Mehrheit hat diesen Plan umgesetzt. Viele derjenigen, die in Deutschland blieben, wie auch ihre nachgezogenen Familienangehörigen weisen eine große Heimatverbundenheit auf und hegen bis heute den Wunsch nach einer Rückkehr in das Herkunftsland. Dies zeigt sich in der verbreiteten Pendelmigration, die regelmäßige Aufenthalte für mehrere Wochen und Monate in der Türkei beinhaltet. Wenngleich gerade unter Pendlern eine Idealvorstellung von einer traditionellen Pflege durch Familienangehörige in der Türkei besteht, weisen viele Türkeistämmige der ersten Zuwanderergeneration auch eine starke Verbundenheit mit Deutschland auf. Zudem ist Deutschland der Lebensmittelpunkt der Folgegenerationen und bietet eine größere soziale und gesundheitliche Sicherheit [2],[9],[8],[10]. Insofern spricht vieles dafür, dass ältere Türkeistämmige eine pflegerische Versorgung hierzulande in Anspruch nehmen werden.

Aktuell werden türkeistämmige Pflegebedürftige in Deutschland hauptsächlich durch Angehörige gepflegt. Leistungen der Pflegeversicherung werden vorwiegend in Form von Pflegegeld in Anspruch genommen, professionelle Pflegeangebote hingegen bislang noch wenig genutzt [11],[12]. Die generell geringe Inanspruchnahme von gesetzlichen Pflegeleistungen deutet auf eine unzureichende Integration in das Pflegesystem hin, die mit einer Unter- und Fehlversorgung verknüpft sein kann. Dafür spricht unter anderem eine im Vergleich zur restlichen Bevölkerung seltenere Anerkennung und geringere Einstufung türkeistämmiger Migrierter in eine Pflegestufe [11].

Aspekte und Spezifika der pflegerischen Versorgung von (türkeistämmigen) Zugewanderten:
- **Pflege in Deutschland:** Ältere Zugewanderte werden auch bei Rückkehrwünschen und großer Heimatverbundenheit ihre letzte Lebensphase wahrscheinlich in Deutschland verbringen und dort eine pflegerische Versorgung in Anspruch nehmen. Entscheidend hierfür sind eine im Vergleich zum Herkunftsland größere soziale und gesundheitliche Sicherheit sowie eine zunehmende Verwurzelung der Zugewanderten und ihrer Nachkommen in der deutschen Gesellschaft.
- **Erhöhter Pflegebedarf:** Bei einer schwachen sozioökonomischen und gesundheitlichen Lage ist bei älteren Migrierten von einem erhöhten Pflegebedarf auszugehen. Für die pflegerische Versorgung bedeutet dies größere Zahlen Pflegebedürftiger mit Migrationshintergrund und einen umfassenderen finanziellen und instrumentellen Unterstützungsbedarf.
- **Geringe Inanspruchnahme des Pflegesystems:** Eine geringe Nutzung der Pflegeversicherung und professioneller Pflegeangebote weist aktuell auf eine unzureichende Integration in das Pflegesystem in Deutschland hin. Daher muss bei der Versorgung ein potenzielles Risiko für eine Unter- und Fehlversorgung berücksichtigt werden.

Wie die pflegerische Versorgung aus Sicht der älteren Türkeistämmigen gestaltet werden sollte und welche Rolle alters- und pflegebezogene Einstellungen sowie der Informationsstand bei der Nutzung institutioneller und professioneller Pflegeangebote spielen, wird anhand der von uns durchgeführten Studie *Pflegesituation von türkeistämmigen älteren Migranten und Migrantinnen in Berlin* [13] näher beleuchtet. Soweit verfügbar, werden die Studienergebnisse mit weiteren Forschungsergebnissen verknüpft und mit Daten zur Bevölkerung ohne Migrationshintergrund verglichen.

6.2 Studienziel und -design

Ziel der quantitativen Studie *Pflegesituation von türkeistämmigen älteren Migranten und Migrantinnen in Berlin* war unter anderem die Prüfung und weitere Fundierung möglicher Spezifika der pflegerischen Versorgung der heute älteren Zugewanderten der ersten Generation aus der Türkei [13].

In der Studie wurden im Jahr 2013 194 türkeistämmige Migrantinnen und Migranten in Berlin im Alter zwischen 59 und 88 Jahren befragt. Mittels standardisierter Fragebögen führten bilinguale Interviewer nach Wunsch der Teilnehmer/-innen die Befragung in deutscher oder türkischer Sprache durch. Da unter älteren Türkeistämmigen häufig Vorbehalte und Misstrauen gegenüber wissenschaftlichen Studien bestehen und das Thema Pflege eher im familiären Kreis und nicht in der Öffentlichkeit besprochen wird, erfolgte die Teilnehmergewinnung vorwiegend über ein sogenanntes „Netzwerkverfahren" [12]. Das heißt, Vertrauenspersonen aus den sozialen Netzwerken der älteren Türkeistämmigen, z. B. Mitarbeiter/-innen von Senioren- oder Nachbarschaftstreffs, Moschee- und Kulturvereinen oder Mitglieder der türkischen Community, unterstützten die Kontaktaufnahme zu potenziellen Befragungsteilnehmer/-innen.

6.3 Kombinierte familiale und professionelle häusliche Pflege

Entgegen verbreiteten Annahmen spiegeln unsere Untersuchungsergebnisse eine grundsätzliche Offenheit für professionelle Pflege wider (Abb. 6.1). Sie dokumentieren zwar auch eine starke Familienorientierung beim Thema Pflege, doch waren die Befragten am häufigsten der Meinung (89,3 %), professionelle Pflegekräfte sollten die Versorgung älterer Menschen übernehmen. Ein Großteil der Befragten sieht aber auch die (Ehe-)partner/-innen (77,2 %) in der Pflicht, mehr als die eigenen Kinder (54,8 % Töchter, 47,3 % Söhne). Bemerkenswert viele Befragte sprachen sich sogar gegen jegliche Pflegeverantwortung der Kinder aus (28,7 % Töchter, 34,0 % Söhne). Die Vorstellungen unserer Befragten, wie die Versorgung älterer Menschen gestaltet werden sollte, beinhaltet demnach sowohl professionelle als auch familiale Pflege.

**Wer sollte Ihrer Meinung nach
die Pflege älterer Menschen übernehmen?**

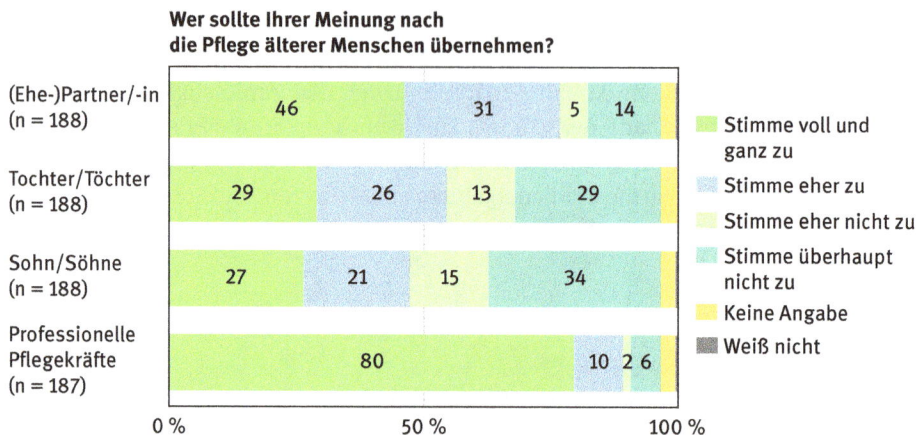

Abb. 6.1: Pflegevorstellungen älterer Türkeistämmiger [13].

In dieser grundsätzlichen Offenheit für professionelle Pflege kommt womöglich die Anerkennung der Unvereinbarkeit des tradierten Ideals der familialen Pflege mit den geänderten Lebensrealitäten zum Ausdruck [14]. Der Konflikt zwischen Ideal und Lebensrealität wird dabei weniger durch schwindende Familiensolidarität der zweiten Generation als vielmehr durch deren begrenzte Möglichkeiten im Alltag begründet [15],[16]. Dementsprechend möchte die erste Generation ihren Kindern nicht zur Last fallen und z. B. deren Berufstätigkeit und Familienleben einschränken [8],[9],[14],[15],[17]. Ein Kompromiss scheint es daher zu sein, professionelle Pflege als Ergänzung zur Unterstützung durch Kinder und Familienangehörige zu nutzen. Ein häusliches Pflegearrangement aus familialer und ambulanter professioneller Pflege würde auch den laut einer aktuellen Studie vorherrschenden Wünschen nach einer Pflege im vertrauten Wohnumfeld sowie nach Erhalt des Kontaktes zu anderen Generationen Rechnung tragen [17]. Vor diesem Hintergrund scheint die häusliche Pflege durch Angehörige und professionelle Pflegepersonen bei der Versorgung älterer Türkeistämmiger künftig eine gleichermaßen große Rolle zu spielen.

Damit äußern ältere Türkeistämmige ähnliche Versorgungswünsche wie die ältere deutschsprachige Gesamtbevölkerung in Deutschland, die sich ebenfalls mehrheitlich wünscht, in der eigenen Wohnung gepflegt zu werden [18],[19]. Professionelle häusliche Pflege erfährt in der älteren Gesamtbevölkerung große Akzeptanz [20]. Diese Pflegeform trifft sogar auf größere Zustimmung als die reine Angehörigenpflege und die Kombination aus familialer und professioneller häuslicher Pflege [18].

6.4 Offenheit gegenüber professioneller Pflege

Drei Viertel der von uns Befragten können sich vorstellen, eine ambulante professionelle Pflege zu nutzen. Stationäre Pflege erfuhr zwar weitaus weniger Zustimmung, doch kam überraschenderweise für mehr als ein Drittel der Interviewten eine stationäre Versorgung (vielleicht) in Betracht (Abb. 6.2). Mehr als jeder zweite Befragte (57,8 %) lehnte eine dauerhafte Versorgung in einer stationären Einrichtung aber auch ab. Die Versorgung in einer stationären Einrichtung scheint damit zwar für die Mehrheit, jedoch längst nicht für alle Befragte ein Tabu darzustellen.

Auf eine große Offenheit gegenüber ambulanter Pflege verweisen inzwischen auch andere Untersuchungsergebnisse. Hinsichtlich stationärer Pflege präsentiert sich die Ergebnislage uneinheitlich. Während ein Teil der Studien auf eine Ablehnung stationärer Pflege durch ältere Türkeistämmige und deren Angehörige hindeutet, die nur als „letztes Mittel" in Frage kommt, wenn andere Versorgungsformen nicht mehr greifen [17], finden andere Studien – auch im Vergleich zu anderen Zuwanderergruppen – eine größere Offenheit für diese Versorgungsform [8],[12]. Zentrale Gründe für eine ablehnende Haltung gegenüber stationärer Pflege bestehen vor allem in Ängsten vor dem Verlust sozialer Kontakte, der Unabhängigkeit und der Selbstbestimmung, was mitunter mit einem Verlust an Ehr- und Würdegefühl in Verbindung gebracht wird, und vor Verständigungsschwierigkeiten mit den Pflegekräften [8],[13],[14],[17].

Alternativen Versorgungsformen des Gemeinschaftswohnens wie z. B. Pflege-WGs scheint im Vergleich zur stationären Pflege größere Bedeutung zuzukommen. Obwohl diese Versorgungsmöglichkeiten älteren Türkeistämmigen noch wenig geläufig sind, stoßen sie aufgrund familienähnlicher Lebensführung offenbar auf große Akzeptanz. Laut einer aktuellen Studie erachten rund 30 % der befragten Türkei-

Könen Sie sich vorstellen, dauerhaft in einer stationären Einrichtung zu leben? (n = 173)

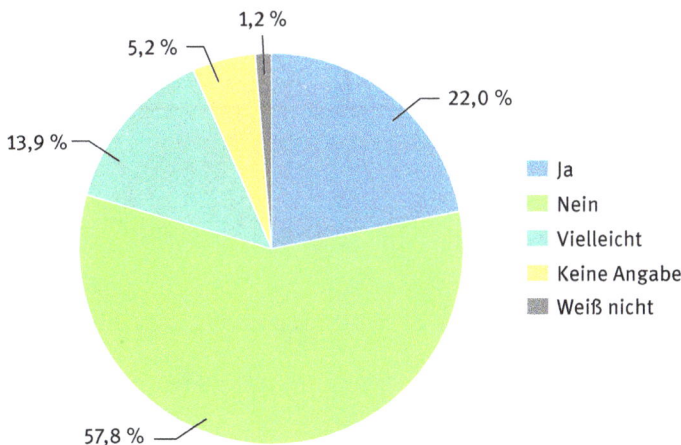

1,2 %
5,2 %
13,9 %
22,0 %
57,8 %

- Ja
- Nein
- Vielleicht
- Keine Angabe
- Weiß nicht

Abb. 6.2: Bereitschaft zur Inanspruchnahme stationärer Pflege [13].

stämmigen (50 Jahre oder älter) gemeinschaftliches Wohnen als attraktive Alternative, sofern eine Versorgung in der eigenen Wohnung nicht mehr möglich ist. Wichtig ist den Befragten hierbei, mit Menschen aus dem eigenen Kulturkreis (72,7 %) und der eigenen Glaubensgemeinschaft (66,5 %) zusammenzuleben [17].

Unter älteren Türkeistämmigen besteht also durchaus Bereitschaft, professionelle Pflege insbesondere im häuslichen Umfeld oder in alternativen Wohnformen in Anspruch zu nehmen. Vor diesem Hintergrund stellt sich die Frage, wie bedeutsam migrations- und kulturbedingte Spezifika in der professionellen Pflege sind.

6.5 Relevanz soziokultureller Spezifika

Eine gute professionelle Pflege aus Sicht der älteren Türkeistämmigen sollte migrations- und kulturbedingte Bedürfnisse und Gewohnheiten berücksichtigen (Abb. 6.3). Besonders wichtig erscheint dies im haushaltsnahen Bereich, etwa hinsichtlich der Berücksichtigung von Essgewohnheiten. Weiterhin spielt eine über die haushaltsbezogenen Leistungen hinausgehende Betreuung in Form persönlicher Gespräche, muttersprachlicher Versorgung und gleichgeschlechtlicher Körperpflege eine Rolle. Auch die Beachtung religiöser Feiertage gehört für viele Befragte zu einer guten Pflege.

Insbesondere der muttersprachlichen Versorgung kommt in der professionellen Pflege eine zentrale Rolle zu. So schätzten die von uns Befragten ihre Sprachkompetenz eher schlecht ein; mehr als jeder Dritte (34,9 %) gab an, über geringe, fast

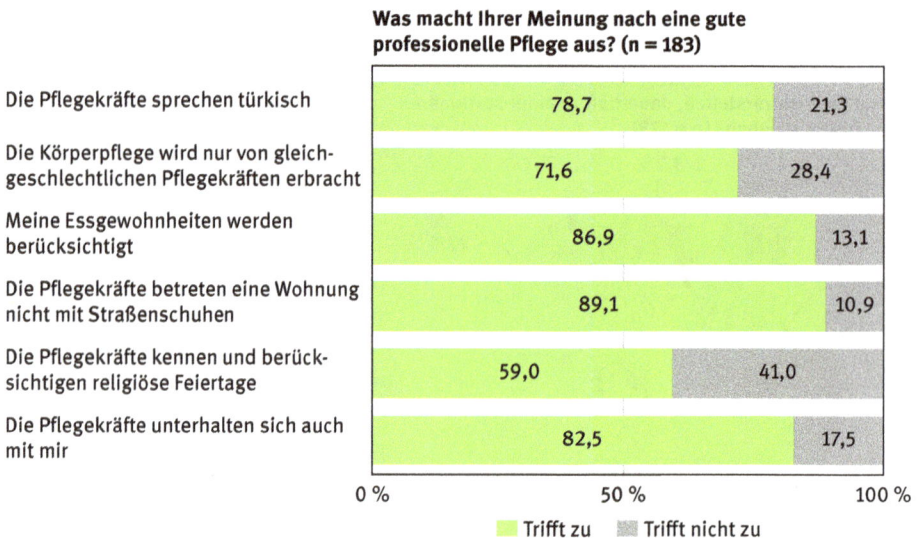

Was macht Ihrer Meinung nach eine gute professionelle Pflege aus? (n = 183)

	Trifft zu	Trifft nicht zu
Die Pflegekräfte sprechen türkisch	78,7	21,3
Die Körperpflege wird nur von gleichgeschlechtlichen Pflegekräften erbracht	71,6	28,4
Meine Essgewohnheiten werden berücksichtigt	86,9	13,1
Die Pflegekräfte betreten eine Wohnung nicht mit Straßenschuhen	89,1	10,9
Die Pflegekräfte kennen und berücksichtigen religiöse Feiertage	59,0	41,0
Die Pflegekräfte unterhalten sich auch mit mir	82,5	17,5

Abb. 6.3: Merkmale guter professioneller Pflege [13].

jeder Zweite (47,4 %), über mittelmäßige und nur knapp jeder Fünfte (17,7 %), über gute Deutschkenntnisse zu verfügen. Die Möglichkeit der Verständigung in der Muttersprache beinhaltet dabei eine doppelte – eine instrumentelle und eine emotionale – Funktion. Sie ermöglicht den Austausch auf der Sachebene zu Fragen der Pflege, aber auch zu seelischen Belangen und vermittelt ein Gefühl der Vertrautheit [14],[22]. Zudem nehmen speziell bei dementiell Erkrankten Fremdsprachenkompetenzen stark ab, so dass Deutschkenntnisse verloren gehen [14],[17] (vgl. Kap. 4).

Weiterführende Analysen zeigten, dass vor allem für Befragte mit geringen Deutschkenntnissen und einer türkisch geprägten ethnischen Identität (im Gegensatz zu Personen mit einer deutsch-türkischen Identität) eine migrationssensible Pflege von Bedeutung ist [22].

Eine noch unzureichende Berücksichtigung migrations- und kulturspezifischer Aspekte in der professionellen Pflege kann somit eine Barriere der Inanspruchnahme darstellen. Gerade fehlende muttersprachliche Pflegeangebote dürften die noch geringe Nutzung durch ältere Türkeistämmige erklären, zumal Hinweise bestehen, dass in der ambulanten Pflege muttersprachliche Versorgung noch zu selten angeboten werden kann (vgl. Kap. 7). Weitere Barrieren der Inanspruchnahme sind in der tendenziell geringen Planung und Vorsorge für eine mögliche Pflegebedürftigkeit zu verorten.

6.6 Pflegebedürftigkeit im Alter – ein Tabuthema

Ergebnissen einer qualitativen Vorgängerstudie [21] zufolge neigen ältere Türkeistämmige dazu, Gedanken an die Altersphase und eine mögliche Pflegebedürftigkeit zu vermeiden. Unsere quantitative Studie unterstreicht dieses Ergebnis: Allein jede/r fünfte Befragte (21,5 %) befasste sich zum Befragungszeitpunkt nie mit der Frage, wie er/sie im hohen Alter leben möchte, weitere 11 % nur selten. Zusammengenommen denken somit etwa genauso viele Befragte selten oder nie darüber nach (32,5 %) wie nur manchmal (33,0 %) und immer oder oft (33,5 %). Zudem scheinen sich relativ wenige mit Möglichkeiten der Vorsorge für das hohe Alter und eine Pflegebedürftigkeit auseinanderzusetzen (Abb. 6.4). Die Mehrheit der Befragten hatte sich mit keiner oder mit nur einer der insgesamt sechs erfragten Vorsorgemöglichkeiten befasst.

Die geringe Beschäftigung mit dem „Älterwerden in der Fremde" [23] und der Alters- und Pflegevorsorge [14] scheint ein Phänomen in der älteren Bevölkerung mit Migrationshintergrund insgesamt, aber speziell auch unter älteren Türkeistämmigen darzustellen [17].

Eine „Tabuisierung" des Alters und einer Pflegebedürftigkeit korrespondiert mit dem Sozialstatus, mit fatalistischen Einstellungen und einer ungeklärten Rückkehrentscheidung. Sowohl bei der Vermeidung von Gedanken an das hohe Alter als auch bei der Auseinandersetzung mit Möglichkeiten der Vorsorge weisen in unserer Studie sozial schlechter gestellte Menschen deutlich stärkere Vermeidungstendenzen auf als

Mit wie vielen der folgenden Möglichkeiten der Vorsorge für das hohe Alter haben Sie sich schon einmal auseinandergesetzt? (Summenscore; n = 185)

1) Zusätzliche private Vorsorge zur Finanzierung einer Pflegebedürftigkeit
2) Altersgerechter Umbau der Wohnung
3) Umzug in eine altersgerechte Wohnung
4) Leben und Zusammenziehen mit den eigenen Kindern
5) Betreutes Wohnen
6) Alternative Wohnformen

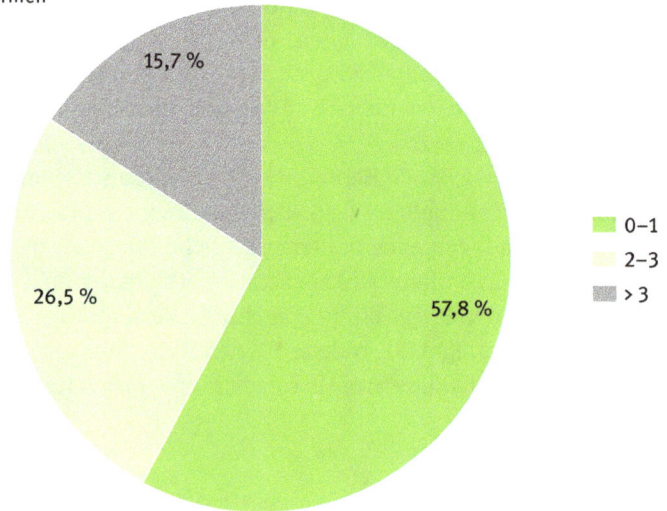

Abb. 6.4: Anzahl bedachter Möglichkeiten der Vorsorge für das hohe Alter [13].

Bessergestellte [13]; bildungs- und sprachbedingte Defizite erschweren die Auseinandersetzung mit dem komplexen Vorsorge- und Pflegesystem in Deutschland [23]. Ein Glaube an das schicksalhafte Eintreten einer Pflegebedürftigkeit kann entlastend wirken z. B. von bedrückenden Gedanken wie dem absoluten Verlust von Selbstständigkeit, vollständiger Hilfebedürftigkeit oder dem auf eine Pflegebedürftigkeit folgenden baldigen Tod. Solche fatalistischen Einstellungen gehen letztlich mit einem „Verzicht" auf eine aktive Gestaltung des hohen Alters einher [21],[14],[8]. Weiterhin kann auch der Zwiespalt zwischen einer Rückkehr in das Herkunftsland und dem Verbleib in Deutschland, der unter den ehemaligen türkeistämmigen Arbeitsmigrantinnen und -migranten verbreitet ist, einer Beschäftigung mit dem Älterwerden in Deutschland entgegenstehen. Denn mit der Planung der Altersphase in Deutschland wäre das Eingeständnis verbunden, mit der Umsetzung des Lebensziels der Rückkehr gescheitert zu ein [23].

In der Allgemeinbevölkerung in Deutschland scheint hingegen eine größere Bereitschaft für eine Auseinandersetzung mit dem Thema Alter und Pflege zu bestehen. So hat sich etwa die Hälfte der deutschsprachigen volljährigen Bevölkerung – und die Ältere tendenziell noch stärker – bereits mit der Pflegeversicherung befasst [19].

Eine „Vermeidungshaltung" wirkt einer Einbindung in das Pflegesystem und damit auch einer adäquaten Versorgung bei Pflegebedürftigkeit entgegen. Eine solche Haltung kann darüber hinaus mit einem unzureichenden Wissens- und Informationserwerb im Bereich Pflege verknüpft sein.

6.7 Wissens- und Informationsstand

Laut unseren Ergebnissen besteht unter älteren Türkeistämmigen ein unzureichender Informationsstand zum Thema Pflege. Nach eigener Einschätzung fühlt sich fast die Hälfte (48,0 %) der Befragten in diesem Bereich schlecht oder sehr schlecht informiert. Mehr als jeder Dritte (36,0 %) empfindet seinen Informationsstand als mittelmäßig und lediglich 16,0 % als gut oder sehr gut. Entsprechend der negativen Selbsteinschätzung des Informationsstands zum Thema Pflege erweist sich auch der Wissensstand zum institutionellen Pflegesystem als eher gering (Abb. 6.5). Hier zeigt sich beispielsweise, dass häufig bereits zentrales Wissen für die Inanspruchnahme der Pflegeversicherung fehlt.

Unsere Ergebnisse decken sich mit der Einschätzung anderer vorwiegend qualitativer Untersuchungen, wonach finanzielle und rechtliche Rahmenbedingungen von Pflege in Deutschland, die Leistungen der Pflegeversicherung, professionelle Versorgungsformen sowie Beratungsangebote unter älteren Migrierten wenig bekannt sind [8],[9],[14]. Dabei erweist sich eine ungenügende Informiertheit als häufigster Grund (42 %) für die Nicht-Inanspruchnahme von Leistungen der Pflegeversicherung durch

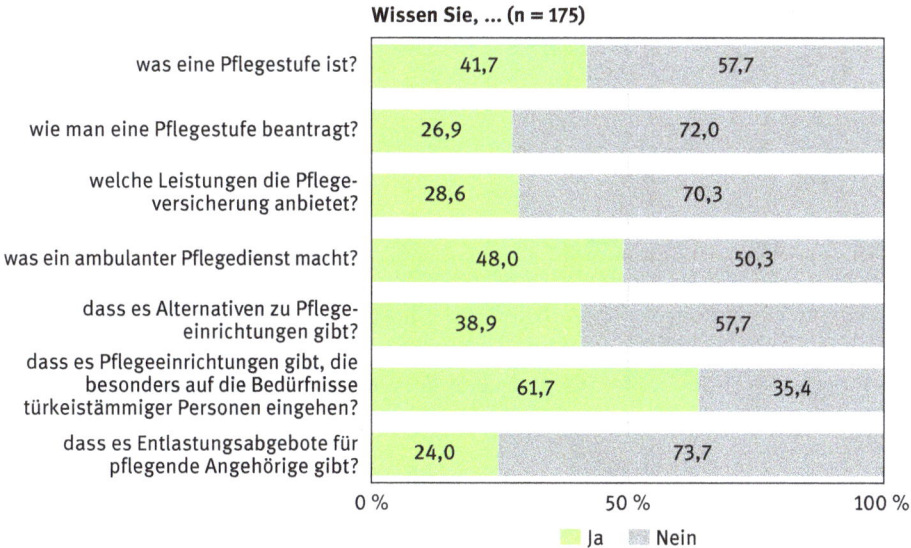

Wissen Sie, ... (n = 175)

	Ja	Nein
was eine Pflegestufe ist?	41,7	57,7
wie man eine Pflegestufe beantragt?	26,9	72,0
welche Leistungen die Pflege-versicherung anbietet?	28,6	70,3
was ein ambulanter Pflegedienst macht?	48,0	50,3
dass es Alternativen zu Pflege-einrichtungen gibt?	38,9	57,7
dass es Pflegeeinrichtungen gibt, die besonders auf die Bedürfnisse türkeistämmiger Personen eingehen?	61,7	35,4
dass es Entlastungsabgebote für pflegende Angehörige gibt?	24,0	73,7

0 %   50 %   100 %

■ Ja   ▨ Nein

Abb. 6.5: Wissensstand zum Pflegesystem [13].

ältere Türkeistämmige [17]. Dies untermauert die Bedeutung des Informationsstands für die Inanspruchnahme des Pflegesystems.

Im engen Zusammenhang mit dem unzureichenden Wissens- und Informationsstand stehen die häufig geringen Deutschkenntnisse Türkeistämmiger der ersten Generation, die den Informations- und Wissenserwerb zum Pflegesystem in Deutschland erschweren. Dementsprechend vermisst mehr als die Hälfte der Befragten (56,5 %) ein ausreichendes Informationsangebot in türkischer Sprache. Offen bleibt, inwieweit es tatsächlich an muttersprachlichen Informationsmöglichkeiten mangelt und/oder die Zielgruppe nicht ausreichend erreicht wird. Zugleich scheinen die Befragten häufig unsicher zu sein, wie sie die Informationssuche gestalten sollen. Etwa jeder Zweite gab an, nicht zu wissen, wonach und/oder wo sie suchen sollen. Daneben kann auch der migrationsbedingte Mangel an eigener generationenübergreifender Pflegeerfahrungen für die Informiertheit älterer Türkeistämmiger eine Rolle spielen, da selbsterbrachte Pflegeleistungen einen guten Informationsstand begünstigen [20]. Die älteren Verwandten der ersten Gastarbeitergeneration blieben in der Regel im Herkunftsland. Daher verfügen die heute in Deutschland lebenden älteren Türkeistämmigen bislang über eher geringe Erfahrung mit dem hiesigen Pflegesystem, wodurch der informelle Wissenserwerb in sozialen Netzwerken erschwert ist [21]. Das soziale Netzwerk fungiert als eine zentrale Informationsquelle älterer Türkeistämmiger. Somit wirkt sich die begrenzte Pflegeerfahrung in Deutschland nachteilig auf die Informationsgewinnung aus. Im Vergleich scheint die deutsche Gesamtbevölkerung zum Thema Pflege besser informiert zu sein [20]. Auch im direkten Vergleich der Bekanntheit alternativer Wohnformen (Senioren-WGs) zeigt die ältere Allgemeinbevölkerung (89,9 %) einen deutlich höheren Informationsstand als die Türkeistämmigen (66,5 %) [17]. Eine häufig unzureichende Informiertheit älterer Türkeistämmiger zum Thema Pflege, der vielfältige Ursachen zugrunde liegen, scheint sich somit als eine wichtige Barriere der Inanspruchnahme zu bestätigen.

6.8 Fazit für die Praxis

Ausgehend von der gesellschaftspolitisch relevanten Frage, wie die pflegerische Versorgung älterer Menschen mit Migrationshintergrund in Deutschland gestaltet werden sollte, wurden Besonderheiten der Pflege Türkeistämmiger in den Blick genommen. Die dargestellten Erkenntnisse lassen sich auf einige Empfehlungen für die Planung und Gestaltung der pflegerischen Versorgung hin zuspitzen, die nicht nur für ältere Türkeistämmige, sondern auch für andere Gruppen älterer Migrierter zutreffen können.

Pflegevorstellungen und Barrieren der Inanspruchnahme älterer Türkeistämmiger:
- **Kombinierte häusliche Pflege:** Die Kombination aus familialer und professioneller häuslicher Pflege wird eine zunehmend wichtige Versorgungsform bilden.
- **Offenheit für professionelle Pflege:** Ambulante Pflege trifft auf relativ große Akzeptanz. Modelle des Gemeinschaftswohnens kommen als Alternative für eine häusliche Versorgung in Betracht. Stationäre Pflege wird zwar mehrheitlich, aber längst nicht von allen abgelehnt.
- **Migrationssensible Pflege:** Die Berücksichtigung migrationsbedingter, kultureller und religiöser Besonderheiten ist für die professionelle Pflege älterer Türkeistämmiger von Bedeutung. Als essentiell erwies sich die Verständigung in der Muttersprache, die nicht nur eine instrumentelle, sondern auch eine wichtige emotionale Funktion erfüllt.
- **Vermeidungstendenz beim Thema Pflege:** Ein geringes Bildungsniveau und begrenzte Deutschkenntnisse, fatalistische Einstellungen sowie eine offene Entscheidung über Verbleib in Deutschland oder Rückkehr in das Herkunftsland gehen mit einer eher reaktiven Haltung gegenüber der letzten Altersphase einher.
- **Geringer Wissens- und Informationsstand:** Die Inanspruchnahme des Pflegesystems steht bei älteren Türkeistämmigen im engen Zusammenhang mit deren geringem Wissens- und Informationsstand im Bereich Pflege. Bedingt scheint dieser – neben der „Vermeidungstendenz" – vor allem durch die Sprachbarriere.

Ältere Türkeistämmige bilden eine wachsende Gruppe in der älteren Bevölkerung mit Migrationshintergrund, die trotz teilweise fortbestehender Rückkehrwünsche in die Türkei voraussichtlich mehrheitlich Pflege in Deutschland in Anspruch nehmen wird. Insofern sollte sie als relevante Zielgruppe Pflegebedürftiger in Deutschland sowie spezifische Bedarfe und Bedürfnisse mitgedacht werden. Da die aktuelle Versorgungslage Hinweise auf eine Unterversorgung gibt, sollte die These durch amtliche Statistiken und Forschung konkreter beziffert werden. Zudem sind Akteure wie Behörden (Sozialämter, Sozialdienste), Gesundheitsversorger/-innen (in Hausarztpraxen, Notaufnahmen) und professionelle Pflegeanbieter/-innen gefragt, ein Augenmerk auf mögliche Versorgungsdefizite einzelner Älterer mit Migrationshintergrund zu legen, als Brückenbauer zum Pflegesystem zu fungieren und Barrieren der Inanspruchnahme abzubauen.

Ein wichtiger Ansatzpunkt bildet eine an den Bedarfen und Bedürfnissen älterer Türkeistämmiger ausgerichtete Gestaltung der pflegerischen Versorgung. Als Versorgungsmodell sollte die von älteren Türkeistämmigen präferierte häusliche Pflege fokussiert und gestärkt werden. Eine Kombination aus familialer und ergänzender ambulanter Pflege wird dabei künftig eine tragende Rolle spielen. Ältere Türkeistämmige scheinen darin einen notwendigen Kompromiss zwischen dem Wunsch nach häuslicher Versorgung und begrenzten Unterstützungsmöglichkeiten der Angehörigen zu sehen. Als Alternative zur häuslichen Pflege ziehen ältere Türkeistämmige gemeinschaftliche Wohnformen wie Alten- und Pflegewohngemeinschaften einer stationären Pflege vor. Zwar scheint stationäre Pflege längst kein Tabu darzustellen, doch bleibt sie weiterhin für viele eine „Notlösung".

Zur Stärkung der Inanspruchnahme des Pflegesystems sind Barrieren abzubauen, um eine bedarfsorientierte institutionelle und professionelle Versorgung zu gewährleisten. Bedeutend ist hierbei der weitere Ausbau migrationssensibler professioneller Pflegeangebote. Aufgrund geringer Deutschkenntnisse älterer Türkeistämmiger sollten Pflegeanbieter/-innen insbesondere eine Verständigung in der Muttersprache ermöglichen, aber auch auf kulturelle und religiöse Bedürfnisse eingehen. Einen weiteren Ansatzpunkt bildet die proaktive und zielgruppenorientierte Ansprache der türkeistämmigen Bevölkerung insgesamt, um die Auseinandersetzung mit dem Thema Pflege und damit sowohl die eher noch geringe Vorsorge und Informationsgewinnung zu erleichtern und zu fördern. Dabei ist insbesondere an eine Kommunikation in der Muttersprache zu denken sowie an alternative migrationssensible Informationswege wie den Einsatz von interkulturellen Gesundheitslotsen [24].

Literatur

[1] Thum M, Delkic E, Kemnitz A et al. Auswirkungen des demografischen Wandels im Einwanderungsland Deutschland. Studie im Auftrag der Abteilung Wirtschafts- und Sozialpolitik der Friedrich-Ebert-Stiftung, Gesprächskreis Migration und Integration. Bonn: Friedrich-Ebert-Stiftung; 2015. https://library.fes.de/pdf-files/wiso/11612.pdf [letzter Zugriff: 28.05.2019].

[2] Schührer S. Türkeistämmige Personen in Deutschland – Erkenntnisse aus der Repräsentativuntersuchung „Ausgewählte Migrantengruppen in Deutschland 2015" (RAM). Working Paper 81. Nürnberg: Bundesamt für Migration und Flüchtlinge; 2018. https://www.bamf.de/SharedDocs/Anlagen/DE/Publikationen/WorkingPapers/wp81-tuerkeistaemmige-in-deutschland.pdf?__blob=publicationFile [letzter Zugriff: 28.05.2019].

[3] Schimany P, Rühl S, Kohls M. Ältere Migrantinnen und Migranten – Entwicklungen, Lebenslagen, Perspektiven. Forschungsbericht 18. Nürnberg: Bundesamt für Migration und Flüchtlinge; 2012. https://www.bamf.de/SharedDocs/Anlagen/DE/Publikationen/Forschungsberichte/fb18-aeltere-migranten.pdf?__blob=publicationFile [letzter Zugriff: 28.05.2019].

[4] Nowossadeck S, Klaus D, Romeu Gordo L, Vogel C. Migrantinnen und Migranten in der zweiten Lebenshälfte. Report Altersdaten. Berlin: Deutsches Zentrum für Altersfragen; 2017. https://www.dza.de/presse/pressemitteilungen/pressemitteilungen-2018/index.php?eID=tx_secure-downloads&p=609&u=0&g=0&t=1559125574&hash=ea4fbffbf4818de22ec501ced67002a833d5e0b7&file=/fileadmin/dza/pdf/Report_Altersdaten_Heft_2_2017.pdf [letzter Zugriff: 28.05.2019].

[5] Carnein M, Milewski N, Doblhammer G, Nusselder W. Health inequalities of immigrants: Patterns and determinants of health expectancies of Turkish migrants living in Germany. In: Doblhammer G, Hrsg. Health among the elderly in Germany – new evidence on disease, disability and care need. Beiträge zur Bevölkerungswissenschaft, Vol. 46. Bundesinstitut für Bevölkerungsforschung. Opladen: Barbara Budrich; 2015: 157–190.

[6] Volkert M, Risch R. Altenpflege für Muslime. Informationsverhalten und Akzeptanz von Pflegearrangements. Im Auftrag der Deutschen Islam Konferenz. Working Paper 75. Nürnberg: Bundesamt für Migration Flüchtlinge; 2017. https://www.bamf.de/SharedDocs/Anlagen/DE/Publikationen/WorkingPapers/wp75-altenpflege-muslime.pdf?__blob=publicationFile [letzter Zugriff: 28.05.2019].

[7]   Schenk, L. Gesundheit und Krankheit älterer und alter Migranten. In: Kuhlmey A, Schaeffer D,
      Hrsg. Alter, Gesundheit und Krankheit. Handbuch Gesundheitswissenschaften. Bern: Hans
      Huber; 2008: 153–171.

[8]   TK – Techniker Krankenkasse. TK-Meinungspuls Pflege. So steht Deutschland zur Pflege.
      Hamburg: TK; 2018. https://www.tk.de/resource/blob/2042934/1a33145a8bb25620103fcddd
      64316f75/studienband-meinungspuls-pflege-2018-data.pdf [letzter Zugriff: 28.05.2019].

[9]   Kronenthaler A, Hiltner H, Müller D, Winkler I, Eissler M, Groß M. Vorstellungen von Migran-
      tinnen über eigene Pflege im Alter. Kontext von Rückkehr oder Bleiben älterer türkischer/
      türkisch-stämmiger Migrantinnen in Deutschland. HeilberufeScience. 2016;7:90–100.

[10] Strumpen S. Altern in fortwährender Migration bei älteren Türkeistämmigen. In: Baykara-
      Krumme H, Motel-Klingebiel A, Schimany P, Hrsg. Viele Welten des Alterns. Ältere Migranten im
      alternden Deutschland. Wiesbaden: Springer VS; 2012: 411–436.

[11] Okken PK, Spallek J, Razum O. Pflege türkischer Migranten. In: Bauer U, Büscher A, Hrsg.
      Soziale Ungleichheit und Pflege. Beiträge sozialwissenschaftlich orientierter Pflegeforschung.
      Wiesbaden: Springer VS; 2008: 396–422.

[12] Yilmaz Y, Glodny S, Razum O. Soziale Netzwerkarbeit als alternatives Konzept für die Rekrutie-
      rung türkischer Migranten zu wissenschaftlichen Studien am Beispiel des saba Projekts. Halle
      (Saale): Hallesche Beiträge zu den Gesundheits- und Pflegewissenschaften; 2009.

[13] Krobisch V, Ikiz D, Schenk L. Pflegesituation von türkeistämmigen älteren Migranten und
      Migrantinnen in Berlin. Endbericht für das ZQP. Berlin: Zentrum für Qualität in der Pflege; 2014.
      https://www.zqp.de/wp-content/uploads/Abschlussbericht_Pflegesituation_Tuerkeistaem-
      migen_Migranten_Berlin.pdf [letzter Zugriff: 28.05.2019].

[14] Camino – Werkstatt für Fortbildung, Praxisbegleitung und Forschung im sozialen Bereich
      gGmbH. Interkulturelle Altenhilfe in Berlin. Empfehlungen für eine kultursensible Pflege älterer
      Migrantinnen und Migranten. Gutachten im Auftrag der Beauftragten des Senats von Berlin für
      Integration und Migration. Berlin: Senatsverwaltung für Arbeit, Integration und Frauen, Beauf-
      tragte des Senats von Berlin für Integration und Migration; 2014. https://www.berlin.de/lb/
      intmig/veroeffentlichungen/interkulturelle-oeffnung/ [letzter Zugriff: 28.05.2019].

[15] Carnein M, Baykara-Krumme H. Einstellungen zur familialen Solidarität im Alter: Eine verglei-
      chende Analyse mit türkischen Migranten und Deutschen. Z Fam Forsch. 2013;25:29–52.

[16] Baykara-Krumme H, Fokkema T. The impact of migration on intergenerational solidarity types.
      Ethn Migr Stud. 2018. doi: 10.1080/1369183X.2018.1485203 [letzter Zugriff: 28.05.2019].

[17] Bölük R, Bräutigam C, Cirkel M. Gemeinsam zuhause? Birlikte evde? Wohnalternativen für
      pflegebedürftige türkische Migrantinnen und Migranten. Endbericht. Gelsenkirchen: Institut
      für Arbeit und Technik, Stiftung Zentrum für Türkeistudien und Integrationsforschung; 2017.
      http://www.alter-migration.ch/fileadmin/templates/pdf/2017_Wohnen_im_Alter_tuerkische_
      Migranten.pdf [letzter Zugriff: 28.05.2019].

[18] Hajek A, Lehnert T, Wegener A, Riedel-Heller S, König H. Langzeitpflegepräferenzen der Älteren
      in Deutschland. Ergebnisse einer bevölkerungsrepräsentativen Umfrage. Gesundheitswesen.
      2018;80:685–692.

[19] Wengler A. Ungleiche Gesundheit. Zur Situation türkischer Migranten in Deutschland. Frankfurt
      am Main: Campus; 2013.

[20] Kuhlmey A, Suhr R, Blüher S, Dräger D. Das Risiko der Pflegebedürftigkeit: Pflegeerfahrungen
      und Vorsorgeverhalten bei Frauen und Männern zwischen dem 18. und 79. Lebensjahr. In:
      Böcken J, Braun B, Repschläger U, Hrsg. Gesundheitsmonitor 2013. Bürgerorientierung im
      Gesundheitswesen. Gütersloh: Bertelsmann Stiftung; 2013: 11–38.

[21] Schenk L, Meyer R, Maier AS, Aronson P, Gül K. Rekonstruktion der Vorstellungen vom Alter und
      von Einstellungen zur (stationären) Pflege bei Personen mit Migrationshintergrund. Bericht
      für das ZQP. Berlin: Zentrum für Qualität in der Pflege; 2011. https://www.zqp.de/wp-content/

uploads/Abschlussbericht_Vorstellungen_Stationaeren_Pflege_Migrationshintergund.pdf [letzter Zugriff: 28.05.2019].

[22] Krobisch V, Sonntag PT, Gül K, Aronson P, Schenk L. Der Migrationshintergrund in multikulturellen Pflegearrangements. Ergebnisse einer qualitativen und quantitativen Befragung älterer Türkeistämmiger. Pflege. 2016;29:289–300.

[23] Anderson P. „Ein bisschen dort, ein bisschen hier …" Konsequenzen der Landeshauptstadt München aus der Untersuchung von Dr. Philip Anderson zur Lebenssituation älterer Migrantinnen und Migranten. München: Sozialreferat; 2008. https://www.muenchen.info/soz/pub/pdf/243_aeltere_migranten.pdf [letzter Zugriff: 28.05.2019].

[24] Salman R. Gesundheit mit Migranten für Migranten – die MiMi Präventionstechnologie als interkulturelles Health-Literacy-Programm. Public Health Forum. 2015;23:109–112.

Pia-Theresa Sonntag, Verena Krobisch, Liane Schenk

7 Wie migrationssensibel ist die ambulante Pflege?

Die Forderung nach migrationssensibler Pflege ist nicht neu – auf Erschwernisse für ältere Migrantinnen und Migranten beim Zugang sowie bei der Inanspruchnahme medizinischer und pflegerischer Dienste wiesen bereits Ende der 1980er Jahre erste Untersuchungen hin [1]. Eine systematische Auseinandersetzung mit diesem Thema wurde jedoch lange Zeit vernachlässigt, wodurch es an belastbaren Daten und wissenschaftlichen Erkenntnissen zur pflegerischen Versorgung von Menschen mit Migrationshintergrund fehlt. Diese sind allerdings von Vorteil, wenn (ambulante) Versorgungsangebote für Zugewanderte in Deutschland bedarfsgerecht geplant und gestaltet werden sollen. Nach einem kurzen Abriss des aktuellen Forschungsstands werden Ergebnisse der Studie *Ambulante pflegerische Versorgung von Migrantinnen und Migranten in Berlin* vorgestellt [2].

7.1 Forschungsstand: Ambulante Versorgung von Migrantinnen und Migranten

Laut Pflegestatistik 2017 beläuft sich der Anteil der Pflegebedürftigen an der Gesamtbevölkerung in Deutschland auf 4,1 %, das sind 3,4 Millionen Menschen, wovon 830.000 zusammen mit oder vollständig durch ambulante Pflegedienste betreut werden. Im Vergleich zum Jahr 2015 entspricht dies einem Zuwachs ambulant versorgter Pflegebedürftiger von 19,9 % [3]. Dieser kontinuierliche Nachfrageanstieg nach ambulanten Leistungen verdeutlicht die Bedeutung dieser Versorgungsart in Deutschland. Allerdings beinhaltet die Pflegestatistik keine migrationsspezifischen Informationen, so dass damit keine Aussagen über die Strukturen der Dienste und die Versorgung von Pflegebedürftigen mit Migrationshintergrund getroffen werden können. Aufschlussreicher ist hingegen eine im Auftrag des Bundesministeriums für Gesundheit (BMG) durchgeführte Studie, welche unter anderem bundesweit repräsentative Daten zu ambulanten Pflegediensten und deren Versorgungsstrukturen bereitstellt [4]. In dieser Studie zeigte sich, dass etwa 8 % der ambulanten Pflegedienste in Deutschland spezielle Angebote für Pflegebedürftige mit Migrationshintergrund (z. B. muttersprachliche Angebote) bereitstellen. Etwas höher liegt mit knapp 11 % der Anteil der befragten Pflegedienste, welche die Angabe machten, (auch) Pflegebedürftige mit Migrationshintergrund zu betreuen [4]. Neben dieser bundesweiten BMG-Studie liefern vor allem regionale Studien wichtige Erkenntnisse bezüglich geeigneter Versorgungsstrukturen und Pflegeangebote für Zugewanderte [5],[6],[7],[8],[9],[10]. Insgesamt weisen alle diese Studien auf eine noch eher geringe Angebotsausrichtung auf die Bedürfnisse von Zugewanderten sowie eine noch geringe Inanspruchnahme

https://doi.org/10.1515/9783110563375-007

ambulanter Pflege durch Personen mit Migrationshintergrund hin. Einige positive Tendenzen betreffen die Einstellung mehrsprachigen Pflegepersonals, eine gezielte Entwicklung von Kommunikationsfähigkeiten und Umgangsformen seitens der Mitarbeitenden, den Einsatz von mehrsprachigem Informationsmaterial sowie eine Sensibilisierung des Pflegepersonals für individuelle kulturspezifische Bedürfnisse der Nutzer/-innen mit Migrationshintergrund.

7.2 Studienziel und -design

Ziel der im Folgenden eingehender vorzustellenden Studie war eine Bestandsaufnahme von ambulanten Angeboten migrationssensibler Pflege in Berlin. Auskunft hierzu sollten leitende Mitarbeitende der Pflegedienste geben, da diese über den Zugang zu organisationsbezogenen Daten verfügen und/oder in die Pflegepersonalplanung sowie konzeptionelle Ausrichtung der jeweiligen Pflegedienste eingebunden sind. Zwischen Februar und Mai 2015 wurden alle 623 ambulanten Pflegedienste in Berlin, die in einschlägigen Datenbanken ausfindig gemacht werden konnten, zu einer Online-Befragung eingeladen. 211 dieser Dienste beantworteten den Fragebogen. Dieser Rücklauf entspricht einer Ausschöpfungsquote von 33,9 %. Mit 134 ambulanten Pflegediensten, die eine Teilnahme vollständig ablehnten, wurde eine kurze Non-Responder-Befragung durchgeführt.

7.3 Begrifflichkeiten: kultur- vs. migrationssensibel

Obgleich sich im wissenschaftlichen Diskurs der Terminus „kultursensibel" durchgesetzt hat, nutzten wir in unserer Studie den Begriff „migrationssensibel". Der Begriff *Kultursensibilität* impliziert die Loslösung von festgefahrenen, stereotypisierenden kulturellen Festschreibungen und das Verständnis für andere Kulturen. Übertragen auf den Pflegekontext bedeutet Kultursensibilität ein „interaktiv-dialogisches" Vorgehen der Pflegenden, welches in besonderem Maße biographie- und subjektorientiert ist und die individuellen Bedürfnisse und kulturellen sowie religiösen Prägungen der Angebotsnutzer/-innen berücksichtigt [11]. In der Pilotphase unserer Befragung zeigte sich jedoch, dass dieser Begriff von Praktikern nicht notwendigerweise in Verbindung mit möglichen typischen Charakteristika in der Versorgung von Zugewanderten gebracht wurde. Ein Teilnehmer gab beispielsweise zu bedenken, dass eine kultursensible Pflege nichts weiter bedeutet als die Berücksichtigung individueller Besonderheiten, das Eingehen auf die Nutzer/-innen, Toleranz. Und dies sei Ingredienz der Pflege eines jeden Menschen und keine Besonderheit in der Versorgung von Migrantinnen und Migranten [2]. Eine solche Interpretation des Begriffes „kultursensibel" durch die Befragten hätte zur Folge gehabt, dass der Anteil an Angeboten, die aus dem Migrationskontext resultierende Typiken berücksichtigen, überschätzt worden wäre. *Migrationssensible Pflege* beachtet demnach mit dem Zuwanderungsstatus und der ethnischen Zugehörigkeit einhergehende Unterschiede der zu Pflegenden im Vergleich zur autochthonen Mehrheitsbevölkerung. Diese Unterschiede können sich in kulturell geprägten und migrationsbedingten sozialen Praktiken (z. B. die Muttersprache oder Ernährungsgewohnheiten betreffend) manifestieren und in entsprechenden Erwartungen an eine Pflege äußern.

Mit migrationssensibler Pflege meinen wir eine pflegerische Versorgung, die mögliche Spezifika in den Bedürfnissen und Gewohnheiten von Nutzer/-innen mit Migrationshintergrund (selbst oder mindestens ein Elternteil zugewandert) berücksichtigt.

7.4 Migrationssensible Pflege im ambulanten Bereich – eine Bestandsanalyse

Zur Erfassung der migrationssensiblen Angebote wurden die teilnehmenden Pflegedienste gebeten, anzugeben, inwieweit verschiedene Leistungen Bestandteil ihres Leistungskataloges sind.

Abgefragte migrationssensible Leistungen waren:
– Versorgung in der Muttersprache
– Gleichgeschlechtliche Grundpflege
– Berücksichtigung von Hygienegewohnheiten
– Betreten des Wohnraums ohne Straßenschuhe
– Berücksichtigung von Ess- und Trinkgewohnheiten
– Berücksichtigung von spezifischen Feiertagen, Gebetszeiten, Fastentagen
– Kulturspezifische Sterbe- und Beerdigungsvorsorge
– Begleit- und Dolmetscherdienste
– Kultur- bzw. migrationssensible Pflegeanamnese
– Gezielte Öffentlichkeitsarbeit
– Kooperation mit Migrantenorganisationen
– Kooperation mit muttersprachlichem medizinischem und therapeutischem Personal

Migrationsspezifische Charakteristika ambulanter Pflegedienste

Der Großteil der ambulanten Pflegedienste in Berlin zählt Menschen mit Migrationshintergrund zu seinem Nutzerkreis (82,4 %) und beschäftigt Pflegekräfte mit Migrationshintergrund (86,5 %). Damit liegen die Anteile erheblich über jenen in der BMG-Studie [4] berichteten. Allerdings variieren die Anteile der Versorgten mit Migrationshintergrund zwischen den Diensten: Während mehr als die Hälfte (60,1 %) der befragten Dienste diesen Anteil auf maximal 25 % schätzt, weisen in einigen Diensten

(7,6 %) mehr als 80 % der Pflegebedürftigen einen Migrationshintergrund auf. Als Einflussfaktor für höhere bzw. niedrigere Migrantenanteile erweist sich das Gründungsjahr der untersuchten Pflegedienste. Mehr als die Hälfte der Pflegedienste mit sehr hohem Anteil an zugewanderten Pflegebedürftigen wurde erst nach dem Jahr 2009 gegründet. Hingegen versorgt keiner der Pflegedienste, die in den 1990er Jahren oder früher gegründet wurden, mehr als 50 % Pflegebedürftige mit Migrationshintergrund. Jüngere Pflegedienste scheinen also eher einen migrationssensiblen Ansatz in ihrem Leitbild zu verfolgen als ältere Pflegedienste [7].

Am häufigsten versorgen Berliner Dienste Zugewanderte türkischer oder russischer Herkunft, gefolgt von polnischen Pflegebedürftigen und Nutzer/-innen aus dem ehemaligen Jugoslawien. Die Mitarbeiter/-innen mit Migrationshintergrund stammen gleichfalls am häufigsten aus diesen Ländern, wenngleich sich ihre Verteilung nach Herkunftsland etwas anders gestaltet (Abb. 7.1).

Erwartungsgemäß korrespondiert die Selbsteinschätzung der Dienste, ob ihr derzeitiges Angebot migrationssensibel ausgerichtet ist, mit ihrem Anteil an Nutzer/-innen mit Migrationshintergrund. Lediglich knapp 18 % der befragten Pflegeerbringer bewerten ihr Angebot als nicht migrationssensibel. Es ist jedoch davon auszugehen, dass Pflegedienste, die Zugewanderte versorgen, eine höhere Teilnahmebereitschaft hatten. Darauf deuten Ergebnisse der Non-Responder-Analyse hin, wonach der Anteil an Einrichtungen, die keine Migrantinnen und Migranten versorgen, signifikant geringer unter den teilnehmenden Pflegediensten war. Somit liegt der tatsächliche Anteil an Pflegediensten, die nicht migrationssensibel ausgerichtet sind, vermutlich über dem ermittelten.

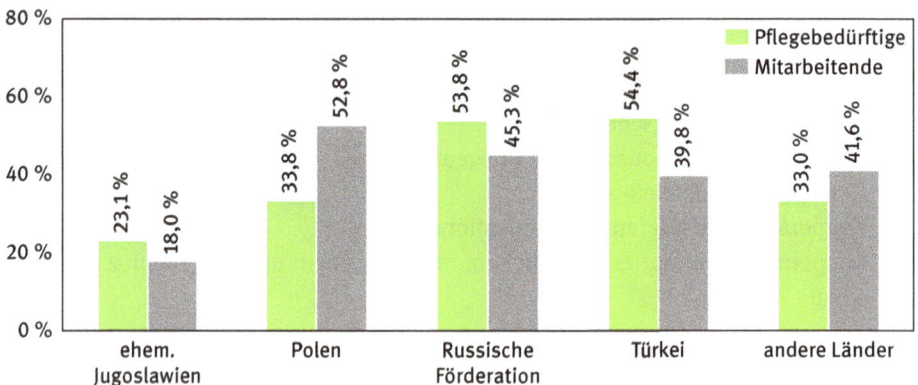

Abb. 7.1: Herkunftsländer der Pflegebedürftigen und Mitarbeitenden mit Migrationshintergrund [2].

7.5 Migrationssensible Angebotsausrichtung

Wie in Kap. 6 ausgeführt, kommt einer gemeinsamen Sprache von Pflegeperson und Pflegebedürftigen nicht nur eine instrumentelle, sondern auch eine emotionale Funktion zu [10]. Die Hälfte der befragten Dienste kann jedoch keine Versorgung in einer anderen Muttersprache als Deutsch anbieten. Immerhin ist bei einem Viertel der ambulanten Dienste diese Leistung ein fester Bestandteil in der Versorgung ihrer Nutzer/-innen mit Migrationshintergrund. Ein weiteres Viertel der befragten Dienste kann zumindest teilweise eine muttersprachliche Versorgung gewährleisten. Bei diesen Diensten ist davon auszugehen, dass sie mehrsprachige Pflegekräfte beschäftigen, jedoch nicht alle Mitarbeiter/-innen über diese Kompetenz verfügen. In der Pflegepraxis kann dem Wunsch nach einer Versorgung in der Muttersprache somit nicht immer entsprochen werden. Im Falle fehlender Fremdsprachenkompetenzen seitens der Pflegedienstmitarbeiter/-innen können *Begleit- und Dolmetscherdienste* hilfreich sein, vorherrschende Sprachbarrieren abzubauen. Im Bedarfsfall können sie Pflegebedürftige mit Migrationshintergrund zumindest bei der Regelung von speziellen Angelegenheiten wie Behörden- oder Arztbesuchen oder die Pfleger-Patienten-Kommunikation unterstützen. Obwohl die Kosten für einen professionellen Dolmetscherdienst nicht von der gesetzlichen Versicherung übernommen oder erstattet werden, bietet der Großteil der befragten Dienste in Berlin eine solche Leistung an.

Die Wünsche und Erwartungen, die pflegebedürftige Migrantinnen und Migranten an das Pflegepersonal stellen, sind abhängig von der jeweiligen kulturellen Prägung und den damit verbundenen Werteorientierungen. Hierzu zählen unter anderem kulturbedingte bzw. religiöse Tabubereiche wie die gegengeschlechtliche körperliche Pflege oder Hygienegewohnheiten [12]. Der Umgang mit körperlicher Intimität und die Ausprägung von Schamgrenzen sind relevante Entitäten im pflegerischen Kontext. Seit dem Jahre 2008 ist mit dem Pflege-Weiterentwicklungsgesetz die gleichgeschlechtliche Pflege im Sozialgesetzbuch (SGB) XI (§ 2 Abs. 2) verankert. Zwar besteht kein genereller Anspruch auf gleichgeschlechtliche Pflege, eine Pflegeeinrichtung bzw. Pflegedienst ist jedoch verpflichtet, einem diesbezüglichen Wunsch von Pflegebedürftigen möglichst nachzukommen [12]. Der Großteil der befragten Pflegedienste in Berlin kann einem Wunsch nach einer *gleichgeschlechtlichen Pflege* entsprechen. Dies trifft ebenso auf die Berücksichtigung kulturspezifischer Hygienegewohnheiten (z. B. Intimrasur, Waschen mit fließendem Wasser) zu.

Neben der Berücksichtigung kulturspezifischer Pflege- und Hygienegewohnheiten können verschiedene andere haushaltsnahe Indikatoren als Maßstab für Migrationssensibilität herangezogen werden. Hierzu zählt beispielsweise das *Ausziehen der Schuhe vor dem Betreten des Wohnraumes*, die *Berücksichtigung von Ess- und Trinkgewohnheiten* oder von *spezifischen Feiertagen, Gebetszeiten und Fastentagen*. Zudem variieren *Sterbe- und Beerdigungsrituale* in Abhängigkeit von der kulturellen Prägung. Diese Anforderungen an eine migrationssensible Pflege können über fast alle genannten Aspekte hinweg von den Berliner Pflegediensten in großer Mehrheit erbracht werden. Davon ausgenommen ist lediglich die kulturspezifische Sterbe- und Beerdigungsvorsorge.

Wie Abb. 7.2 ferner entnommen werden kann, wurden weitere migrationssensible Leistungen abgefragt, die im unterschiedlichen Ausmaß von den ambulanten Pflegeleistungserbringern bereitgestellt werden: Eine *kultur- bzw. migrationssensible Pflegeanamnese* kann als Voraussetzung für eine migrationssensible Pflege gewertet werden. Der Großteil der Pflegedienste machte die Angabe, eine migrationssensible Pflegeanamnese zumindest teilweise durchzuführen. Dies bedeutet in der Pflegepraxis, dass der Migrationskontext einer pflegebedürftigen Person und die damit verbundenen kulturellen und religiösen Spezifika systematisch erfasst werden. Die *Zusammenarbeit mit muttersprachlichen Fachkräften aus dem Gesundheitsbereich* sowie mit *Migrantenorganisationen* ist hingegen bei nur wenigen ambulanten Diensten regelhaft gegeben. Diese Vernetzungen könnten jedoch dazu beitragen, Sprachbarrieren zu überwinden und Informationen über migrationssensible Pflegeangebote zu vermitteln. Ebenso weisen die Ergebnisse auf noch vorhandene Potenziale in der Ausgestaltung einer migrantenspezifischen Informationspolitik hin. Lediglich ein

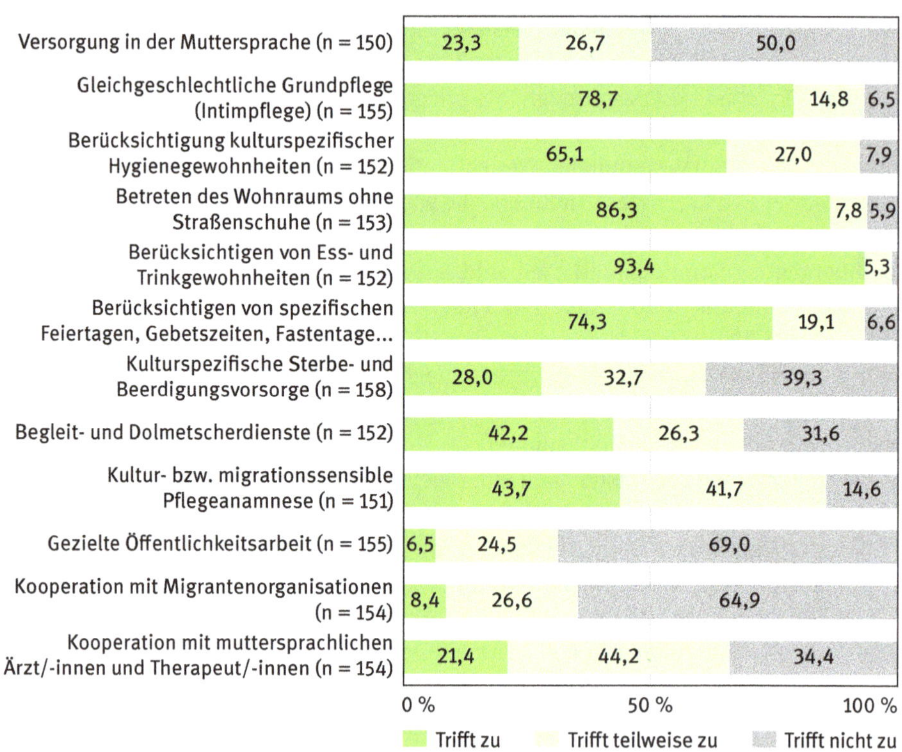

Abb. 7.2: Bestandsanalyse migrationssensibler Leistungen bei ambulanten Pflegediensten in Berlin [2].

Drittel der ambulanten Pflegedienste betreibt eine *aktive Öffentlichkeitsarbeit*, die sich gezielt an die Gruppe der zugewanderten Pflegebedürftigen richtet.

7.6 Umsetzungshindernisse einer migrationssensiblen Pflege

Die pflegerische Versorgung von Migrantinnen und Migranten scheint mit verschiedenen Herausforderungen einherzugehen, die zu Umsetzungshindernissen in der Pflegepraxis führen können. In der Literatur wird auf Zugangsbarrieren seitens der Versorgungssysteme hingewiesen wie unzureichende zielgruppenspezifische Beratungs- und Informationsangebote und eine unzureichende Ausrichtung der Angebote auf die Bedürfnisse von Zugewanderten [9]. Aber welche Barrieren hemmen aus der Perspektive der Leistungserbringer eine migrationssensible Ausrichtung der ambulanten Pflege? Ein Großteil der befragten ambulanten Pflegedienste benennt fehlende ökonomische Ressourcen als einen Faktor. Migrationssensible Leistungen wie mehrsprachige Beratungsangebote, Begleitdienste zu Behörden und Arztpraxen mit Übersetzungsleistungen sowie der Einsatz von Dolmetscher/-innen können nicht über die Pflegeversicherung abgerechnet werden. Auf diese Problematik und deren Auswirkungen auf den Leistungskatalog der Dienste wiesen bereits Büscher und Horn [13] hin. Dabei können nur geeignete Finanzierungsstrukturen langfristig Anreize für migrationssensible Angebote setzen [13]. Aber nicht nur ökonomische Faktoren erschweren eine migrationssensible Ausrichtung der Pflegedienste, sondern auch Aspekte, welche die Personal- und Organisationsebene sowie die Zielgruppe selbst betreffen. Von mehr als einem Drittel der Dienste wird es als zutreffend beschrieben, dass die Versorgung der Migrierten mit einem hohen Koordinationsaufwand (z. B. Personaleinsatzplanung, Teamtreffen, Supervision) einhergeht und es zudem schwierig ist, geeignetes Personal für eine migrationssensible Pflege zu finden. Als weitere Umsetzungshindernisse werden fehlende Weiter- und Fortbildungsmöglichkeiten zum Thema migrationssensible Pflege und Konzepte zur migrationssensiblen Pflege genannt. Auch schätzt ein Großteil der Pflegedienste den Informationsstand von Zugewanderten zum Thema Pflege (z. B. zum Pflegesystem und Pflegeangebot) als gering ein. Als weiteres Hemmnis geben fast die Hälfte der Befragten an, dass Migrantinnen und Migranten oftmals Erwartungen an eine pflegerische Versorgung aufweisen, die über die regulären Aufgaben der Pflegekräfte hinausgehen und mit einem höheren Aufwand verbunden sind.

7.7 Fazit für die Praxis

Der Eintritt der ersten Migrantengeneration in eine höhere, durch Hilfe- und Pflegebedürftigkeit charakterisierte Altersphase zeigt für die ambulante Pflege in Berlin beispielhaft, welche Herausforderungen in den nächsten Jahren auf die Pflegebranche zukommen. Im Vergleich zu bundesweiten Befragungsdaten zählen die befragten Berliner Pflegedienste zu einem sehr hohen Anteil Personen mit Migrationshintergrund zu ihrem Nutzerkreis. Insofern mag Berlin als Metropole eine Sonderstellung zukommen, zumindest aber nicht den kleinstädtischen oder ländlichen Raum repräsentieren. Migrationssensible Elemente charakterisieren durchaus die Berliner Versorgungslandschaft. Aber gerade eine muttersprachliche Versorgung, der patientenseitig eine hohe Bedeutung beigemessen wird [14],[7], kann nur in geringem Maße gewährleistet werden. Ausbaufähig sind zudem eine migrationssensible Öffentlichkeitsarbeit sowie die Kooperation mit Migrantenorganisationen. Für eine unzureichende migrationssensible Ausgestaltung werden vor allem ein Mangel an tragfähigen Konzepten zur migrationssensiblen Pflege, an qualifiziertem Personal, Fort- und Weiterbildungsmöglichkeiten sowie an Finanzierungsstrukturen zur Deckung des Mehraufwands verantwortlich gemacht.

Literatur

[1]   Holz G. „Fremdsein, Altwerden, und was dann?": Ältere Migranten und die Altenhilfe; eine Untersuchung zur Nutzung von Einrichtungen und Diensten der Altenhilfe durch ältere Migranten in Frankfurt am Main. 3. Aufl. Frankfurt am Main: Institut für Sozialarbeit und Sozialpädagogik; 1996.

[2]   Sonntag PT, Krobisch V, Ruf V, Schenk L. Ambulante pflegerische Versorgung älterer (türkeistämmiger) Migrantinnen und Migranten in Berlin. Eine Online-Befragung von Pflegediensten. Endbericht für das ZQP. Berlin: Zentrum für Qualität in der Pflege; 2015. https://www.zqp.de/upload/content.000/id00506/attachment02.pdf [letzter Zugriff: 10.04.2015].

[3]   Statistisches Bundesamt. Pflegestatistik 2017. Pflege im Rahmen der Pflegeversicherung. Deutschlandergebnisse. Wiesbaden: Statistisches Bundesamt; 2018.

[4]   Schneekloth U, Geiss S, Pupeter M, Rothgang H, Kalwitzki T, Müller R. Abschlussbericht. Studie zur Wirkung des Pflege-Neuausrichtungs-Gesetzes (PNG) und des ersten Pflegestärkungsgesetzes (PSG I) im Auftrag des Bundesministeriums für Gesundheit. München: TNS Infratest Sozialforschung; 2017. https://www.bundesgesundheitsministerium.de/fileadmin/Dateien/5_Publikationen/Pflege/Berichte/Abschlussbericht_Evaluation_PNG_PSG_I.pdf [letzter Zugriff: 28.05.2019].

[5]   Barg S, Mauthner J, Guerrero Meneses V, Stiehr K. Analyse der Angebotsstruktur in Einrichtungen der Altenhilfe für ältere Migrantinnen und Migranten in Frankfurt am Main. Frankfurt am Main: Institut für Soziale Infrastruktur; 2013. http://www.frankfurt.de/sixcms/media.php/738/Migration_Alter_online_jan13.pdf [letzter Zugriff: 04.06.2017].

[6]   Kolleck B. Kultursensible Pflege in ambulanten Pflegediensten. Pflege & Gesellschaft. 2007;12:263–275.

[7]   Landeshauptstadt Wiesbaden, Amt für Strategische Steuerung, Stadtforschung und Statistik Wiesbaden. Kultursensible ambulante Altenpflege in Wiesbaden. Wiesbadener Stadtanalysen 28. Wiesbaden: Amt für Strategische Steuerung, Stadtforschung und Statistik Wiesbaden; 2009.

[8]   Lotze E, Hübner N. Migrantinnen und Migranten in der ambulanten Pflege: Ergebnisse einer Erhebung in Bremen und Bremerhaven 2008. Bremen: Stadt Bremen; 2008.

[9] Okken PK, Spallek J, Razum O. Pflege türkischer Migranten. In: Bauer U, Büscher A, Hrsg. Soziale Ungleichheit und Pflege. Beiträge sozialwissenschaftlich orientierter Pflegeforschung. Wiesbaden: Springer VS; 2008: 96–422.

[10] Schenk L, Meyer R, Maier AS, Aronson P, Gül K. Rekonstruktion der Vorstellungen vom Alter und von Einstellungen zur (stationären) Pflege bei Personen mit Migrationshintergrund. Bericht für das ZQP. Berlin: Zentrum für Qualität in der Pflege; 2011. https://www.zqp.de/wp-content/uploads/Abschlussbericht_Vorstellungen_Stationaeren_Pflege_Migrationshintergund.pdf [letzter Zugriff: 28.05.2019].

[11] Arbeitskreis „Charta für eine kultursensible Altenpflege", Kuratorium Deutsche Altershilfe. Für eine kultursensible Altenpflege. Eine Handreichung. Köln; 2002. http://www.bagso.de/fileadmin/Aktuell/Themen/Pflege/handreichung.pdf [letzter Zugriff: 13.12.2017].

[12] Dömling G. Kennzeichen kultursensibler Pflege. Wissenschaftliche Forschungsarbeit. Diakonie Deutschland – Evangelischer Bundesverband, Berlin: 2012. http://www.fh-diakonie.de/obj/Bilder_und_Dokumente/DiakonieCare/FH-D_DiakonieCare_Doemling-G_Kennzeichen-kultur-sensibler-Pflege_lang.pdf [letzter Zugriff: 20.01.2015].

[13] Büscher A, Horn A. Bestandsaufnahme zur Situation in der ambulanten Pflege. Ergebnisse einer Expertenbefragung. Veröffentlichungsreihe des Instituts für Pflegewissenschaft an der Universität Bielefeld (IPW), Bielefeld: IPW; 2010.

[14] Krobisch V, Sonntag PT, Gül K, Aronson P, Schenk L. Der Migrationshintergrund in multikulturellen Pflegearrangements – Ergebnisse einer qualitativen und quantitativen Befragung älterer Türkeistämmiger. Pflege. 2016;29:289–300.

Olivia Dibelius, Gudrun Piechotta-Henze

8 Wandel und Herausforderungen – Familien mit Demenz- und Migrationserfahrungen

8.1 Forschungsstand: Demenz und Migration

Zahlreiche Menschen mit Migrationshintergrund, vor allem ehemalige „Gastarbei-ter/-innen", befinden sich in einer Lebenslage, die von Herausforderungen geprägt ist. Arbeitsmigrantinnen und -migranten, die vor etwa vier Jahrzehnten – jung und gesund – in die Bundesrepublik Deutschland kamen, sind heute berentet, viele von ihnen sind gesundheitlich beeinträchtigt. Mit zunehmendem Alter steigt ihr Risiko, an einer Demenz zu erkranken. Die komplexen sozialen und familiären Veränderun-gen, die eine Migration mit sich bringt, verursachen – vielfach transgenerative – psy-chosoziale Belastungen und sozioökonomische Benachteiligungen im Immigrations-land, etwa Fremdheits- und Isolationsgefühle, Sprachprobleme, Bildungsnachteile, schlechte Wohnbedingungen, gesundheitsgefährdende Arbeitsbedingungen und ein im Vergleich mit der Gesamtbevölkerung geringeres Einkommen. Ein solches Konglo-merat von nachhaltigen Migrationsauswirkungen führt womöglich zu einem „schnel-leren Altern" im Sinne einer Wechselwirkung von Altern und Krankheit. Vermuten lässt sich außerdem ein Kumulationseffekt für ein vergleichsweise frühes Demenzrisi-ko bei Menschen mit Migrationserfahrungen. Seitens der erkrankten Menschen und deren Familien sind soziale und migrationsbedingte Hürden bekannt, die den Zu-gang zu den Regelleistungen des deutschen Gesundheitssystems erschweren. Zu den bekanntesten Hürden zählen mangelnde Deutschkenntnisse, Angst vor deutschen Institutionen, Angst vor ausländerrechtlichen Konsequenzen bei Inanspruchnahme von Sozialleistungen und kulturell geprägte Sicht- und Umgangsweisen in Bezug auf Alter und Gesundheit. Somit ist die Gruppe der von Demenz betroffenen Menschen mit Migrationserfahrung und ihrer Angehörigen einem Risiko von frühzeitiger Pflege-bedürftigkeit, hoher Belastung und Verarmung ausgesetzt [1].

Migrationserfahrung wird hier nicht ausschließlich als direkte, persönliche Erfahrung betrachtet, vielmehr als generationsübergreifende unmittelbare und mittelbare Erfahrung, verbunden mit Mi-grationseffekten wie Zwei- bzw. Mehrsprachigkeit, Verwandtschaftsbeziehungen im Herkunfts- und Zielland der ersten Migrationsgeneration und transnationalem Zugehörigkeitsempfinden.

---

https://doi.org/10.1515/9783110563375-008

Die Versorgungslage dieser signifikant wachsenden Bevölkerungsgruppe muss als prekär eingestuft werden. Ihre Versorgungssituation ist gekennzeichnet von:
- geringem Wissen hinsichtlich Krankheitssymptomatik, Diagnostik- und Behandlungsmöglichkeiten,
- unzureichenden Informationen bezüglich Unterstützungs- und Entlastungsangeboten,
- unterdurchschnittlicher Inanspruchnahme von pflegerischen und medizinischen Versorgungsangeboten,
- überdurchschnittlicher Einstufung seitens des Medizinischen Diensts der Krankenversicherung (MDK) in Pflegegrad 1,
- Überforderung der pflegenden Angehörigen mit der Folge gesundheitlicher Beeinträchtigungen,
- sozialen Isolationstendenzen der demenziell erkrankten Migrierten und ihrer pflegenden Angehörigen [2],[3],[4].

Bislang ist allerdings weder die Versorgungssituation noch der Versorgungsbedarf der Menschen mit Migrationserfahrung und Demenz sowie ihrer (pflegenden) Angehörigen systematisch erforscht worden, obwohl die Gruppe der über 65-Jährigen mit Migrationserfahrung als die am schnellsten wachsende Altersgruppe in Deutschland gilt. Die steigenden Prävalenz- und Inzidenzraten von demenziell erkrankten Menschen lassen darauf schließen, dass auch in dieser Gruppe der Versorgungsbedarf steigen wird. Vereinzelt liegen Untersuchungen vor, die sich mit der Belastung von Angehörigen demenziell erkrankter Menschen aus der Türkei befassen (z. B. [5],[6]). In geringem Umfang finden sich auch Untersuchungsergebnisse zur Versorgungs- und Pflegesituationen von Zugewanderten mit türkischen Wurzeln, so die empirische Untersuchung zur „Pflegesituation von älteren türkeistämmigen Migrantinnen und Migranten" [7],[8] und die Analyse von Ulusoy und Gräßel zu „Pflegesituation und Pflegebedarf bei türkischen Migranten in Deutschland" [9].

Ulusoy und Gräßel stellen fest, dass bei „vielen türkischen Migranten bislang – trotz des langen Aufenthaltes in Deutschland – Kenntnisse über Leistungen und Möglichkeiten des deutschen Gesundheits- und Pflegesystems" fehlen ([9], S. 61). Wenn Unterstützungsleistungen beantragt (und genehmigt) werden, sind dies in der Regel Geldleistungen (Pflegegeld). Im Vergleich mit Familien ohne Migrationserfahrung werden unterdurchschnittlich Sachleistungen angefordert, gerade einmal 7 % haben „Pflegesachleistungen bzw. Kombinationsleistungen und nur 2 % stationäre Leistungen beantragt" ([6], S. 332; bezugnehmend auf [10]).

Die o. g. Untersuchung von Krobisch, Ikiz und Schenk [7],[8] kommt ebenfalls zu dem Ergebnis, dass eine Betreuung im institutionellen Rahmen für ältere Menschen mit türkischem Hintergrund gering ist: „Die aktuelle pflegerische Versorgungssituation der älteren türkeistämmigen Migrant/-innen kennzeichnet ein institutionelles Versorgungsdefizit, das in einer Diskrepanz zwischen faktischer Pflegebedürftigkeit von Personen in Privathaushalten und Eingruppierung in einer Pflegestufe sowie einer Unzufriedenheit mit der (finanziellen) Unterstützungssituation zum Ausdruck kommt. Derzeit scheint dieses ‚institutionelle Versorgungsdefizit' zumindest teilweise durch ein umfassendes soziales Unterstützungspotenzial kompensiert zu werden; allerdings auf Kosten der Unterstützungspersonen, deren Engagement nicht durch finanzielle Leistungen wie das Pflegegeld gefördert bzw. ausgeglichen wird" ([7], S. 38).

Viele sogenannte Gastarbeiter/-innen, die vielfach die Vorstellung hatten, nur einige Jahre als Arbeitskräfte in der Bundesrepublik Deutschland tätig zu sein, wünschten sich, in ihr Heimatland zurückzukehren, an Lebenskontinuitäten wieder anknüpfen zu können, doch dann sagten vielleicht ihre Kinder, dass sie in Deutschland bleiben möchten. Der Wunsch nach Rückkehr blieb, die Umsetzung wurde aber nicht realisiert oder erfolgte in modifizierter Form als Pendelmigration im Rentenalter. Dieses Phänomen erzeugte eine jahrelange „Unsichtbarkeit" der Zielgruppe für die Forschung und die politisch Verantwortlichen, die den Mythos der sich selbst versorgenden Großfamilien kreierten. Auch Statistiken haben lange Zeit den Migrationshintergrund und die damit einhergehenden Daten wie sozialdemographische Daten und Gesundheitszustand für diese Bevölkerungsgruppe nicht ausgewiesen.

8.2 Studienziel und -design

Im Forschungsprojekt „Lebenswelten von demenziell erkrankten Migrantinnen und Migranten türkischer Herkunft und ihren Familien. Eine Untersuchung zu Ressourcen und Belastungen (2011–2015)" wurden sowohl Herausforderungen, Ressourcen und Belastungen der pflegenden Angehörigen als auch Informations-, Beratungs- und Versorgungsangebote in Deutschland mit Schwerpunkt Berlin identifiziert und analysiert. Erkenntnisbasiert wurden Rückschlüsse auf die Lebenswelt demenziell erkrankter Migranten und Migrantinnen türkischer Herkunft und ihrer Angehörigen gezogen. Schließlich wurden Handlungsempfehlungen für die bundesweite Anwendung formuliert [11]. Erfreulicherweise gibt es seit 2015 neuere Forschungsprojekte zu diesem Thema, deren Ergebnisse wir vergleichend heranziehen.

Methodisches Vorgehen und Konzept der Transkulturalität

Für das Untersuchungsvorhaben wurden ein explorativer Forschungsansatz sowie ein Methodenmix gewählt. Das transkulturell prozesshaft orientierte Projekt war darauf ausgerichtet, sowohl individuell differente als auch gemeinsame subjektive Erfahrungen, Wahrnehmungen und Interpretationen zu erfassen.

Das Konzept der Transkulturalität geht hierbei von einem offenen Kulturbegriff aus. Das Verbindende, ohne die Differenzen zu leugnen, wird in den Vordergrund gestellt. Damit verändert sich der Blick auf die Zielgruppen. Generalisierungen und Stereotypisierungen wie „die Deutschen", „die Türken" werden hinterfragt und aufgebrochen [12].

Untersuchungsgruppen

Bundesweit wurden 20 leitfadengestützte Interviews mit Expertinnen und Experten in stationären, teilstationären und ambulanten Settings geführt, die mit von Demenz betroffenen Menschen türkischer Herkunft und ihren Angehörigen arbeiten, diese informieren, beraten und mögliche Versorgungsschritte aktiv einleiten [13],[14]. Alle Interviewpartnerinnen waren weiblich und zwischen 40 und 60 Jahre alt. Mehrheitlich hatten sie einen Migrationshintergrund (2. Generation) und befanden sich in einer leitenden Position [15].

Gleichzeitig konnten zwölf Leitfaden-Interviews mit Angehörigen in Berlin durchgeführt werden [16]. An der Befragung haben sechs Töchter, fünf Söhne und eine Schwiegertochter mit Enkelkind teilgenommen. Die Interviewpartner/-innen waren zwischen 35 und 60 Jahre alt [17].

Von den demenzbetroffenen Personen, die alle einst aus der Türkei migriert sind, waren sechs weiblich, sechs männlich. Von diesen zwölf Personen lebten fünf in einer Wohngemeinschaft für demenziell erkrankte Menschen, drei wurden in der eigenen Wohnung ohne Unterstützung eines ambulanten Pflegedienstes versorgt, zwei lebten in der Wohnung des pflegenden Angehörigen (mit Unterstützung eines ambulanten Pflegedienstes und Betreuung in einer Tagesstätte), zwei in einer stationären Einrichtung.

Der Begriff „demenzbetroffene Person" will sich von der reduktionistischen Sichtweise auf die als defizitär behaftete Diagnose „Demenz" zugunsten der subjektiven Lebensqualität betroffener Menschen distanzieren. Die Bradford-Schule um Tom Kitwood [18] ist Vorreiter eines personenzentrierten Ansatzes, der die „Medikalisierung" von demenziell betroffenen Personen kritisiert und positive Interaktionen mit dem Umfeld als wichtigen Beitrag zur Aufrechterhaltung des Selbstwertgefühls der betroffenen Personen und deren Netzwerkpartner/-innen sieht [2].

8.3 Zusammenspiel von Migrations- und Demenzerfahrungen

Migrationserfahrungen sind und wirken generationsübergreifend. So berichteten Angehörige von jahrelangen Trennungen von den Eltern, weil diese in Deutschland arbeiteten und sie selber in der Türkei bei Verwandten lebten, und sie erzählten von Diskriminierungen im deutschen Schulsystem, die ihnen einen höheren Schulabschluss nicht möglich machten [17].

Die Befragten schilderten auch, dass sie schließlich als Familie in Deutschland vereint waren und zusammenlebten, die Eltern aber immer von der Rückkehr sprachen und die Koffer gepackt hatten, dann aber doch nur mit den Kindern den Urlaub in der Türkei verbrachten. Andere berichteten, dass die Mutter oder die Eltern von Anfang an beabsichtigten, in Deutschland zu bleiben.

Unabhängig von den verschiedensten Migrationsmotivationen und Aufenthaltsabsichten haben sich Auswirkungen dergestalt gezeigt, dass zum Zeitpunkt der Migration Demenz in der Türkei nicht als solche bekannt war und das Bekanntwerden der Erkrankung in Deutschland und Jahrzehnte später auch in der Türkei von den Befragten nicht wahrgenommen wurde.

Ein Befragter meint [17]:

> „Diese Urgeneration, sage ich mal, in der Türkei, als ich auch noch selber als Kind in der Türkei war, kannte damals das Wort Demenzkranker nicht. Es wurde immer gesagt, der Mann oder die Frau ist eben alt geworden, dementsprechend ist er krank. Aber das richtige Wort dafür haben viele nicht gewusst".

„Vergessen und Veränderungen im Alter" galten als normal und – zumindest in ländlichen Regionen – auch als gemeinsame soziale Aufgabe:

> „Das Gute ist halt im Dorf, wenn man da nur vorbeiläuft, und jeder kennt halt jeden, dann nimmt sie halt einer am Arm und sagt, du gehst jetzt nirgendwo hin, du trinkst hier jetzt einen Kaffee oder einen Tee und dann rufen wir mal deinen Mann oder sonst jemanden an [...] dass du mal hier nicht abhaust. Und so gibt es auch noch Ablenkung".

Die Untersuchung hat gezeigt, dass es auch manchen Vertreter/-innen der zweiten Migrationsgeneration an Wissen über Symptomatik, Diagnostik, Pflege- und Unterstützungsleistungen fehlt. Die befragten Expertinnen und Experten zählen zu dieser Generation. Sie haben sich als Pflegeanbieter/-innen professionalisiert und leisten somit einen wichtigen Beitrag zur Weiterentwicklung der Pflegestrukturen und zur Aufklärung von Demenz [15].

8.4 Wandel und Belastungen in den Familien

In den Ergebnissen der Studie zeigt sich die Familie sehr deutlich als Ressource. Gleichwohl unterscheiden sich die Lebenskonzepte: Längst nicht alle Angehörigen der ersten Generation leben in Großfamilien. Die abnehmende Zahl von Kindern und zunehmend individualisierte Lebensplanungen in der Gesellschaft verändern auch hier die traditionellen Familienstrukturen. Darüber hinaus wird erkennbar, dass sich die Lebenskonzepte der zweiten Generation im Vergleich zur Mehrheit der ersten Generation ebenfalls wandeln und zu einer Pluralität von Lebensentwürfen führen. Übereinstimmung gibt es in diesem Punkt mit neueren Forschungsergebnissen: „Es gibt nicht *die* Familie mit Migrationshintergrund" [19].

Die von der Soziologie als „Individualisierung" und „Singularisierung" benannten Faktoren tragen auch bei Familien mit Migrationserfahrungen zu einer Vielfalt der Lebensentwürfe bei. Insofern gibt es nicht einen einheitlichen Umgang mit der Herausforderung „Demenz", sondern jede Familie entwickelt individuelle Bewältigungsformen.

Die Multimorbidität im Alter macht vor den Migrantinnen und Migranten nicht halt. Tritt eine Demenz auf, steht das Familiensystem vor neuen Fragen, Aufgaben und Herausforderungen. Im Verlauf der Krankheit und ihrer Symptomatik führt dies erneut zu veränderten Beziehungen.

Die Angehörigen von demenziell erkrankten Menschen türkischer Herkunft werden von den Expertinnen und Experten als sehr bedürftig und hochgradig belastet erlebt. Dies hängt mit dem subjektiven Erleben der Auswirkungen der Demenz sowie mit der (fehlenden) Unterstützung im Kontext der Versorgung zusammen. Auch Fremdheitsgefühle können belastend wirken bzw. ein Effekt von ungewollten, belastenden Veränderungen sein, wie auch eine andere Studie feststellt: „Die oft hilflose Haltung und der Schmerz um den Verlust des eigenen Lebensentwurfes, gepaart mit der häufig isolierenden Haltung der Umwelt gegenüber Demenzerkrankten, kann dazu führen, sich als Fremder zu fühlen" ([20], S. 75).

Die Anforderungen und Belastungen münden früher oder später in Überlastung und Überforderung. In diesem Punkt gibt es die Parallelität zu der bereits zitierten Forschungsarbeit [19], dass Angehörige mit oder ohne Migrationserfahrungen erst einmal davon ausgehen, „Wir packen das allein", und versuchen, die Pflege so lange wie möglich „auf sich allein gestellt" zu leisten.

Bei fortschreitender Demenz wird die Frage der Zuständigkeit für die Pflege unausweichlich. Wer von den Angehörigen die Pflege des an Demenz erkrankten Familienmitgliedes übernimmt, kann unterschiedlich sein. Häufig übernehmen die Töchter und Schwiegertöchter diese Rolle. Gleichwohl fühlen sich auch Männer für die Versorgung verantwortlich und pflegen. Sie werden allerdings sowohl in der Praxis als auch in der Forschung – bei Menschen mit und ohne Migrationserfahrung – noch viel zu selten wahrgenommen [21]. Im Forschungsprojekt waren fünf von zwölf Interviewpartner/-innen Männer bzw. Söhne, vier von ihnen sind die Hauptpflegeperson für den Vater oder für beide Elternteile.

Die folgende Gesprächssequenz mit Herrn T. verdeutlicht und erklärt beispielhaft die Übernahme der Verantwortung und Durchführung der Pflege durch den Sohn [17].

„Meinem Vater wäre es peinlich, wenn er einen eigenen Sohn hat und der Schwiegersohn ihn pflegen müsste. Er ist dann etwas aggressiver. Das haben schon mal meine Schwestern erzählt."

Die Töchter würde er nicht akzeptieren?

„Die Töchter wären okay, aber die Töchter haben ja einen Mann. Es geht um die Schwiegersöhne. Er reagiert dann so: Was ist das denn? Ich bin pflegebedürftig? Warum bin ich nicht in meiner eigenen Wohnung? Warum passt denn mein eigener Sohn nicht auf mich auf? [...]
Die Töchter können den Vater wegen der Scham nicht pflegen, insbesondere Intimpflege [...]. Wie soll die Tochter beim Vater die Windeln wechseln? [...] Aber es ist auch für meinen Vater mehr oder weniger peinlich, wenn ich ihn wasche [...].
Überwiegend ist es ein Pflichtgefühl. Ich bin in der Türkei geboren und bis zum sechsten Lebensjahr habe ich von der Kultur in der Türkei mehr oder weniger mitbekommen. Auch hier in Deutschland hat man immer diese Pflichtgefühle. Wenn ich das [die Pflege] nicht tun würde

und meine Eltern im Heim wären oder eine andere Person sie pflegen würde, so würde man in unserem Bekanntenkreis über mich schlecht reden [...]. Zweitens, so lange mein Vater so in diesem Zustand ist, ist es kein Problem. Das tue ich gerne."

Die männlichen Gesprächspartner, die in der Rolle der primären Pflegeperson sind, betonen, dass sie eine tiefe Beziehung zu dem demenzerkrankten Vater bzw. zu den Eltern haben. Sie weisen ausdrücklich auf die „Normalität" dieser Rolle hin und wollen – dankbar – zurückgeben, was ihnen der Elternteil oder die Eltern als Kind und Heranwachsender an Fürsorge und Zuwendung gegeben haben. Auch eine kulturell bedingte Pflicht, die Eltern im Alter zu versorgen, und damit einhergehende Sanktionen bei Nichterfüllung, etwa soziale Geringschätzung und Verlust des Ansehens, werden als Motivation erwähnt.

Die interviewten weiblichen Personen, die sich für die Pflege der demenziell betroffenen Familienmitglieder primär verantwortlich fühlen, begründen dies ähnlich, mit Dankbarkeit und dem Wunsch, etwas zurückgeben zu wollen. Für die Frauen sind allerdings die soziale Norm, die Erwartungen der Familie und der sozialen Umwelt sehr viel stärker präsent. Verständlich, dass sie deshalb eine tatsächliche, vor allem außerfamiliäre, Unterstützung nicht erwarten bzw. nicht einfordern [19].

Von den befragten Angehörigen aus gläubigen Milieus wird die Übernahme der Pflege als vom „Schicksal" vorgegeben erklärt. Im Glauben sehen sie für sich eine wichtige kraftspendende Quelle, und die Erklärung, dass Gott ihnen dieses „Schicksal" auferlegt hat, wird als sinnhaft und entlastend wahrgenommen. Glaube und Tradition vermitteln das Gefühl von Geborgenheit.

Die Expertinnen und Experten haben diesbezüglich einen anderen Blick: Sie kritisieren eine traditionsgebundene einseitige Übernahme der Rolle als pflegende Angehörige durch Töchter, Ehefrauen und Schwiegertöchter. Die Begrenztheit der innerfamiliären Ausrichtung der Pflege wird von ihnen als Risikofaktor gesehen, zumal es auch dem gängigen Klischee der Familien mit Migrationserfahrungen entspricht. Interessant ist der Aspekt der „Entwertung der Pflegearbeit" durch Professionelle gegenüber den pflegenden Angehörigen, wenn Pflege vornehmlich als „Belastung" gesehen wird. Die professionell Pflegenden werden als Repräsentanten eines Systems erlebt, das die Pflege der Angehörigen nicht ausreichend anerkennt, weil sie den Burnout der Angehörigen verhindern wollen. Die erlebte „Abwertung" ist Teil eines Missverständnisses zwischen den Interaktionspartner/-innen [19].

In diesem Punkt gibt es eine Weiterführung durch eine neuere Untersuchung [20]. Pflegende Angehörige wechseln von Ohnmacht gegenüber der Erkrankung in eine aktive konstruktive Haltung. Dieses Selbstmanagement wird hier als ein Paradigmenwechsel gesehen (vgl. Kap. 9).

Die Ergebnisse belegen eine große Heterogenität in Bezug auf Gender, Bildung und Belastung in der Rolle der pflegenden Angehörigen. Es scheint so, dass sich in Akademikermilieus die klassische Rollenaufteilung und die Begrenztheit auf innerfamiliäre Hilfe am schnellsten wandeln. Laut Expertenperspektive ist in religiösen Milieus die klassische Rollenaufteilung und damit die Belastung für die pflegenden Angehörigen am ausgeprägtesten, da sich die Pflege meistens auf eine weibliche Angehörige konzentriert. Die Betroffenen selbst erleben die Pflege trotz Belastungen häufig als eine große Bereicherung. Die aktive konstruktive Haltung der pflegenden Angehörigen sollte durch ein frühzeitiges Unterstützungsmanagement gestärkt werden.

Die Familienzentrierung bei der Pflege findet nach Ansicht der Expertinnen und Experten allerdings in der dritten Generation in der Regel keine Fortsetzung. Die traditionellen Erwartungen und Rollen werden in Frage gestellt und müssen neu verhandelt werden.

8.5 Beratungs-, Versorgungs- und Wohnmöglichkeiten

Die Expertinnen und Experten kritisieren den Mangel an Angeboten pflegerischer Versorgung und an Unterkünften für die hier genannte Zielgruppe in den städtischen und insbesondere in den strukturschwachen Kommunen. Bundesweit gibt es nur wenige Beratungsstellen, die sich auf demenziell erkrankte Menschen mit Migrationserfahrung bzw. Menschen mit türkischer (Mutter-)Sprache und ihre An- und Zugehörigen spezialisiert haben. Hier wäre unter anderem das Demenz-Servicezentrum für Menschen mit Zuwanderungsgeschichte der Arbeiterwohlfahrt in Gelsenkirchen zu nennen (https://www.demenz-service-migration.de/Selbsthilfegruppe.html).

Auch die befragten Angehörigen beschreiben Unzulänglichkeiten in punkto „Beratung". So schildert der Enkel einer demenziell erkrankten Großmutter, dass seine Mutter dringend eine Beratungsstelle gesucht hat, die über eine türkischsprachige Beraterin verfügt, um mit dieser über die Belastungen und Herausforderungen bei der häuslichen Pflege der Schwiegermutter sprechen zu können. Doch sie findet niemanden. Ihr Sohn meint kritisch [17]:

> „Es geht ja durchaus auch um die Informationen usw., aber da kann ich viel im Internet nachlesen. Es geht doch auch um die emotionale Seite, und dass eine feste, zuverlässige Ansprechpartnerin da ist, möglichst auch Türkisch spricht, da meine Mutter gerade emotionale Dinge sehr viel besser auf Türkisch ausdrücken kann."

In vielen Städten geht die Entwicklung allerdings voran. So verfügt München z. B. über ein Konzept zur interkulturellen Öffnung, das zu einer guten Vernetzung der Anbieter/-innen von Beratungs- und pflegerischen Angeboten beiträgt. In Berlin finden sich mittlerweile Pflegestützpunkte, die sich auf die inter- und transkulturelle Öffnung eingerichtet haben.

Mittlerweile existieren in einigen Städten auch Selbsthilfegruppen für Angehörige von Menschen mit Demenz und Migrationserfahrungen (https://www.demenz-service-migration.de/Selbsthilfegruppe.html).

Mit der zunehmenden Gentrifizierung und der Zunahme an Rassismus in unserer Gesellschaft wird für viele Menschen mit Migrationserfahrungen die Wohnungssuche zum Spießrutenlauf. Das Wohnungsangebot insbesondere in den Ballungsgebieten ist bundesweit für Menschen mit Demenz und Migrationserfahrung unbezahlbar, zu gering und zu einseitig. Stationäre Einrichtungen werden häufig von den Familien abgelehnt. Allerdings haben sich diese Einrichtungen – bis auf Ausnahmen – auch nur wenig für diese Klientel geöffnet. Eine Alternative können unter bestimmten Voraussetzungen Wohngemeinschaften sein. Berlin bietet bundesweit die meisten Wohngemeinschaften für demenziell betroffene Menschen mit Migrationshintergrund an. In Hamburg können Menschen mit Demenz und Migrationshintergrund in der „Wohngemeinschaft Veringeck" unterkommen (http://multi-kulti-pflegedienst.de/demenz-wohn-pflegegemeinschaft/). In anderen Städten und in ländlichen Regionen fehlen derlei Angebote.

Der ambulante pflegerische Versorgungsbereich entwickelt sich in den meisten (Groß-)Städten zunehmend vielfältiger.

8.6 Fazit für die Praxis

Der einzelne Mensch, aber auch die Familien mit Migrations- und Demenzerfahrungen sind mit großen Herausforderungen konfrontiert. Positive Bewältigungserfahrungen können das Selbstwertgefühl und das Gefühl von Selbstbestimmung hervorrufen bzw. stärken. Vielfältige Versorgungsangebote und Lebensbedingungen, die frei von Diskriminierung sind, und ein Sozialraum, der von Wertschätzung und Respekt geprägt ist, müssen gleichwohl als dringend geboten betrachtet werden. Pflegende Angehörige überfordern sich ansonsten mit der Pflege eines demenziell erkrankten Familienmitgliedes.

Kurz- und langfristig sind deshalb folgende Handlungsempfehlungen zu nennen:

Gesundheitsstrukturen

Durch präventive Gesundheitsberatung seitens der behandelnden Hausärztinnen und Hausärzte könnte eine frühzeitigere Auseinandersetzung mit den hiesigen Gesundheitsstrukturen in die Wege geleitet werden. Besonders auch Pflegestützpunkte, die ambulante Pflege und der soziale Dienst könnten hier verstärkt als niedrigschwellige Anlaufstellen fungieren. Die psychosozialen und bildungsbedingten Zugangshürden sollten durch zugehende Beratung abgebaut werden. Muttersprachlichkeit und transkulturelle Kompetenz seitens der Mitarbeitenden sind dabei zentrale Schlüsselqualifikationen.

Neben der konzeptionellen Vielfalt der Angebote im Gesundheits- und Sozial-bereich gibt es in Deutschland einen Mangel an flächendeckenden spezialisierten Angeboten für die hier genannte Zielgruppe. Gespräche mit Therapeutinnen und Therapeuten, die pflegende Angehörige bei der Bewältigung von Trauerprozessen, Belastungen und Traumata unterstützend begleiten können, sind zu ermöglichen. Selbsthilfeorganisationen von Migrantinnen und Migranten müssen finanzielle Hil-fen erhalten, um Beratungs-, Betreuungs-, Diagnose- und Therapieangebote im Ver-bund mit anderen Anbieter/-innen entwickeln zu können

Ein bundesweiter Standard zur Durchführung des Case Management ist für Pfle-gestützpunkte und Beratungsstellen anzuraten. Für Menschen, die besonderen Be-lastungen ausgesetzt sind, sollte die Möglichkeit, auf einen festen Ansprechpartner bzw. eine feste Ansprechpartnerin zugreifen zu können, gegeben sein. So ist eher eine vertraute und vertrauensvolle Beziehung möglich, die auch den sozialpsycho-logischen Bedürfnissen entsprechen kann.

Angehörige

Präventions- und Gesundheitsförderungsprogramme, z. B. zielgruppenorientierte Pflegekurse, Rückenschule oder Entspannungsmethoden, sind wichtige Bausteine zur Selbstpflege von pflegenden Angehörigen. Dabei sollten der Gender-, der Milieu-und der Sprachaspekt eine besondere Rolle in der didaktischen Vorgehensweise spie-len. Derlei Programme gibt es bisher nur vereinzelt in den Großstädten. Sie könnten zukünftig vermehrt von den Krankenkassen oder von den Migrantenorganisationen angeboten werden.

Menschen mit Demenz im häuslichen Milieu benötigen im fortgeschrittenen Krankheitsverlauf eine 24-Stunden-Pflege. Das vertraute Setting kann zur Stabilisie-rung ihres Wohlbefindens beitragen und die herausfordernden Verhaltensweisen ein-grenzen. Gleichzeitig kann die Versorgung zu Hause für die pflegenden Angehörigen zu hohen Belastungen und eine 24-Stunden-Pflege zur Überforderung führen. Hier gibt es einen hohen Reformbedarf. Pflegende Angehörige benötigen auch für sich selber vielfältige Entlastungsmöglichkeiten, etwa Beratung, Selbsthilfegruppen, Frei-zeitmöglichkeiten.

Transkulturelle Öffnungen und Qualifizierungen

Die Einstellung von Personen mit Migrationserfahrungen verändert nicht alleine die Kultur der Einrichtung im Umgang mit der genannten Zielgruppe. Es bedarf einer transkulturellen Organisations- und Teamentwicklung, um alle Mitarbeiter/-innen für diese Thematik zu sensibilisieren. In diesem Zusammenhang sind Fortbildungen und Workshops zum Thema Migration und Sprachenkompetenz für Mitarbeitende in Beratungs- und Pflegeeinrichtungen erforderlich.

Der Dialog zwischen Professionellen und bürgerschaftlich engagierten Personen könnte durch ein Quartiersmanagement früh etabliert werden. Dadurch wird in den

Bezirken eine bessere Vernetzung entstehen, was eine bessere Integration und Orientierung und im Sozial- und Gesundheitssystem zur Folge haben dürfte.

Transkulturelle Kompetenz und Biographiearbeit mit älteren demenziell erkrankten Menschen sollte zum festen Standard der Therapie- und Pflegeberufe in der Aus-, Fort- und Weiterbildung gehören. Die gezielte Ausbildung von Fachpersonal mit Migrationserfahrungen trägt zum Abbau des Fachkräftemangels und zur Erhöhung der transkulturellen Kompetenz im (Alten-)Pflegebereich bei.

Literatur

[1]   Matter C, Piechotta-Henze G. Doppelt verlassen? Menschen mit Migrationserfahrung und Demenz. Berlin: Schibri; 2013.
[2]   Drewniok A. Migration, Pflegebedürftigkeit und Demenz – Ein Versuch einer Standortbestimmung. Pflegewissenschaft. 2014;16:452–464.
[3]   Dibelius O, Piechotta-Henze G. Migration – Alter – Demenz. Versorgung von demenziell erkrankten Migrantinnen und Migranten in Deutschland. In: Dibelius O, Maier W, Hrsg. Versorgungsforschung für demenziell erkrankte Menschen. Health Services Research for People with Dementia. Stuttgart: Kohlhammer; 2010: 50–55.
[4]   BMFSFJ – Bundesministerium für Familie, Senioren, Frauen und Jugend. Sechster Familienbericht: Familien ausländischer Herkunft in Deutschland. Leistungen – Belastungen – Herausforderungen und Stellungnahme der Bundesregierung (Drucksache 14/4357). Bonn: BMFSFJ; 2000. https://www.bmfsfj.de/blob/93186/98ca1cfb0a9f8ac0c64ece2634bf69de/6-familienbericht-data.pdf [letzter Zugriff: 02.04.2019].
[5]   Küçük F. Die Situation pflegender Familienangehöriger von an Demenz erkrankten türkischen MigrantInnen in Berlin. Eine qualitative Studie zur Versorgung im häuslichen Umfeld. In: Matter C, Piechotta-Henze G, Hrsg. Doppelt verlassen? Menschen mit Migrationserfahrung und Demenz. Berlin: Schibri; 2013: 99–115.
[6]   Ulusoy N, Gräßel E. Pflegesituation und Pflegebedarf bei türkischen Migranten in Deutschland. Wissens- und Versorgungsdefizite. Z Gerontol Geriatr. 2010;43:330–338.
[7]   Krobisch V, Ikiz D, Schenk L. Pflegesituation von türkeistämmigen älteren Migranten und Migrantinnen in Berlin. Endbericht für das ZQP. Berlin: Zentrum für Qualität in der Pflege; 2014. https://www.zqp.de/wp-content/uploads/Abschlussbericht_Pflegesituation_ Tuerkeistaemmigen_Migranten_Berlin.pdf [letzter Zugriff: 02.03.2019].
[8]   Krobisch V, Sonntag PT, Gül K, Aronson P, Schenk L. Der Migrationshintergrund in multikulturellen Pflegearrangements – Ergebnisse einer qualitativen und quantitativen Befragung älterer Türkeistämmiger. Pflege. 2016;29:289–300. https://econtent.hogrefe.com/doi/pdf/10.1024/1012-5302/a000514 [letzter Zugriff: 18.06.2019].
[9]   Ulusoy N, Gräßel E. Türkische Migranten in Deutschland. In: Matter C, Piechotta-Henze G, Hrsg. Doppelt verlassen? Menschen mit Migrationserfahrung und Demenz. Berlin: Schibri; 2013: 56–66.
[10] Okken PK, Spallek J, Razum O. Pflege türkischer Migranten. In: Bauer U, Büscher A, Hrsg. Soziale Ungleichheit und Pflege. Beiträge sozialwissenschaftlich orientierter Pflegeforschung. Wiesbaden: Springer VS; 2008.
[11] Dibelius O, Feldhaus-Plumin E, Piechotta-Henze G. Lebenswelten von Menschen mit Migrationserfahrung und Demenz. Bern: Hogrefe; 2015.

[12] Khan-Zvorničanin M. Das Fremde verstehen? – Versuch einer theoretischen Rahmung. In: Dibelius O, Feldhaus-Plumin E, Piechotta-Henze G, Hrsg. Lebenswelten von Menschen mit Migrationserfahrung und Demenz. Bern: Hogrefe; 2015: 19–33.

[13] Meuser M, Nagel, U. ExpertInneninterviews – vielfach erprobt, wenig bedacht. Ein Beitrag zur qualitativen Methodendiskussion. In: Bogner A, Littig M, Menz W, Hrsg. Das Experteninterview. Theorie, Methode, Anwendung. 2. Aufl. Opladen: VS; 2005: 71–93.

[14] Mayring P. Qualitative Inhaltsanalyse. Grundlagen und Techniken. Weinheim: Beltz; 2003.

[15] Dibelius O. Expertinnen über die Lebenswelten demenziel erkrankter Migrantinnen und Migranten. In: Dibelius O, Feldhaus-Plumin E, Piechotta-Henze G, Hrsg. Lebenswelten von Menschen mit Migrationserfahrung und Demenz. Bern: Hogrefe; 2015: 115–133.

[16] Witzel A. Das problemzentrierte Interview. Forum Qualitative Sozialforschung 2000, 1, No.1 Art. 22. http://www.qualitative-research.net/index.php/fqs/article/view/%201132/2519. [letzter Zugriff: 22.05.2019].

[17] Piechotta-Henze G. „Kontoauszüge im Kühlschrank". Belastungen und Ressourcen von Angehörigen. In: Dibelius O, Feldhaus-Plumin E, Piechotta-Henze G, Hrsg. Lebenswelten von Menschen mit Migrationserfahrung und Demenz. Bern: Hogrefe; 2015: 135–164.

[18] Kitwood T. Demenz. Der person-zentrierte Ansatz im Umgang mit verwirrten Menschen. Bern: Hogrefe; 2000.

[19] Gronemeyer R, Metzger J, Rothe V, Schultz O. Die fremde Seele ist ein dunkler Wald. Über den Umgang mit Demenz in Familien mit Migrationshintergrund. Gießen: Psychosozial; 2017.

[20] Tezcan-Güntekin H, Razum O. Pflegende Angehörige türkeistämmiger Menschen mit Demenz – Paradigmenwechsel von Ohnmacht zu Selbstmanagement. Pflege & Gesellschaft 2018;23:69–83.

[21] Hammer E. Unterschätzt: Männer in der Angehörigenpflege. Pflegewissenschaft 2015;17:390–399.

Hürrem Tezcan-Güntekin

9 Stärkung von Selbstmanagement-Kompetenzen pflegender Angehöriger türkeistämmiger demenzerkrankter Menschen – Bedeutung einer diversitätssensiblen Versorgung

9.1 Einleitung und Datenlage

Der demographische Wandel führt bekanntermaßen zu einer Zunahme der älteren Bevölkerung in Deutschland. Die Alterung der Gesellschaft spiegelt sich auch in der Bevölkerung mit Migrationshintergrund wider. Menschen, die in den 1960er und 1970er Jahren im Rahmen der Anwerbeabkommen nach Deutschland migriert sind, sind nicht, wie häufig geplant, in ihre Heimatländer zurückgekehrt [1]. Diese Menschen erleben vielmehr die Lebensphase Alter in Deutschland oder leben im Rahmen eines transnationalen Lebensstils sowohl in Deutschland als auch in ihren Heimatländern. Mit zunehmendem Alter steigt die Wahrscheinlichkeit, eine chronische Erkrankung oder Pflegebedürftigkeit zu entwickeln. Dies geht mit veränderten Herausforderungen für eine gesundheitliche und pflegerische Versorgung dieser Bevölkerungsgruppe einher.

Zur Pflegebedürftigkeit von Menschen mit Migrationshintergrund, die in Deutschland leben, liegen bislang nur wenige verlässliche Daten vor [2]. Der Migrationshintergrund wird in der Pflegestatistik und anderen Surveys nicht erfasst. Migrationssensitive amtliche Statistiken zu Gesundheit und Pflege stellten eine Grundlage für belastbare Aussagen zur Pflegebedürftigkeit und zur Inanspruchnahme dar und könnten eine verlässlichere Prognose des zukünftigen Pflegebedarfs von Migrantinnen und Migranten ermöglichen. Über die amtlichen Statistiken hinaus existieren quantitative Studien, die den Migrationshintergrund im Kontext von Alter und Pflegebedürftigkeit erfassen. Diese sind insbesondere dadurch in ihren Erkenntnissen begrenzt, dass geringe Deutschkenntnisse ein Ausschlusskriterium waren und dadurch ein Teil der Migrantenpopulation nicht in den Ergebnissen abgebildet werden kann.

Ein Beispiel stellt der *Deutsche Alterssurvey* dar, der Daten zu in Deutschland lebenden Menschen im Alter von 40 bis 85 Jahren in einer Längsschnittstudie erfasst [3]. Hier beurteilten die Interviewer/-innen im Vorfeld, ob die Deutschkenntnisse der befragten Person für eine Teilnahme an der Studie genügen würden. Somit war der Zugang von Menschen mit unzureichenden Deutschkenntnissen – wobei nicht deutlich wird, ab wann Deutschkenntnisse als unzureichend oder ausreichend bewertet wurden – zum *Deutschen Alterssurvey* eingeschränkt.

https://doi.org/10.1515/9783110563375-009

Eine weitere Studie, die im Kontext von Pflege und Migration als eine repräsentative Studie qualifiziert wird, ist die Studie *Wirkungen des Pflege-Weiterentwicklungs-*
gesetzes, die im Auftrag des Bundesministeriums für Gesundheit durch TNS Infratest
Sozialforschung durchgeführt wurde [4]. Diese Studie erfasste den Migrationshintergrund entsprechend der Definition des Mikrozensus, jedoch hatten nur 8 % der
1.500 Befragten einen Migrationshintergrund, was nicht dem Anteil in der Gesamtbevölkerung entspricht. Zudem gaben drei Viertel der Befragten mit Migrationshintergrund Deutsch als Muttersprache an. Damit beträgt der Anteil der befragten Menschen mit einer anderen Muttersprache als Deutsch 30 von 1.500 Personen. Daraus
wiederum ist zu schließen, dass die Repräsentativität der Studie nicht gewährleistet
ist, da sie nicht die tatsächliche Bevölkerungsstruktur mit Migrationshintergrund in
Deutschland abbildet. Dies kann zu einem verzerrten Verständnis der Pflegesituation
und Inanspruchnahme von unterstützenden Leistungen durch Pflegebedürftige mit
Migrationshintergrund führen sowie zu Fehleinschätzungen des Bedarfs an Pflegeunterstützung in dieser Bevölkerungsgruppe.

Obwohl in dieser Studie insbesondere die aus sprachlichen Gründen schwieriger
für Pflegeunterstützung erreichbaren Bevölkerungsgruppen unterrepräsentiert sind,
zeigen die Ergebnisse, dass Pflegebedürftige mit Migrationshintergrund häufiger eine
höhere Pflegestufe aufweisen (15 % vs. 9 % in der autochthonen Bevölkerung) [5],[4]
und der Anteil der Menschen in Haushalten mit einer pflegebedürftigen Person, die
keine Pflegeleistungen beantragt haben, doppelt so hoch ist wie in der autochthonen
Bevölkerung [4]. Dies könnte damit zusammenhängen, dass die Pflegebegutachtung
durch den Medizinischen Dienst der Krankenkassen insbesondere von Menschen mit
Migrationshintergrund als Barriere wahrgenommen wird [6],[7].

In dieser Bevölkerungsgruppe ist häufiger eine ausschließlich häusliche Pflege – oftmals in Kombination mit der Inanspruchnahme von Pflegegeld – vorzufin-
den, die durch Angehörige geleistet wird. Nach Daten des Medizinischen Dienstes der
Krankenkassen Ostwestfalen-Lippe liegt der Anteil der durch Angehörige gepflegten
türkeistämmigen Menschen bei 98 % [8]. Eine Studie aus dem Jahr 2017 bestätigt
die Tendenz, dass Pflegebedürftige mit Migrationshintergrund (in dieser Studie war
die Stichprobe auf Muslime begrenzt) die Pflege zumeist zu Hause durch Familienangehörige ausführen [9]. Dieser hohe Anteil an häuslicher Pflege durch Familienangehörige könnte sich durch einen Wandel in der Bereitschaft, professionelle Pflege
in Kombination mit häuslicher Pflege anzunehmen, künftig ändern [10] (vgl. Kap. 6).

Die Pflege eines Angehörigen innerhalb der Familie ohne Inanspruchnahme
professioneller Hilfen führt zu hohen Belastungen der Familien. Dieses Belastungserleben wird in qualitativen Studien expliziert.

9.2 Forschungsstand: Pflege eines an Demenz erkrankten Angehörigen

Demenzerkrankungen sind eine häufige Ursache für Pflegebedürftigkeit. Dies geht sowohl für die Betroffenen als auch für die Angehörigen mit vielfältigen Herausforderungen einher. Viele dieser Herausforderungen sind bei Betroffen bzw. Angehörigen mit und ohne Migrationshintergrund ähnlich – etwa ungewohnte Erfahrungen, die mit dem zunehmenden Alter und der Demenzerkrankung, dem Umgang mit einer sich stetig verändernden Umwelt und wie die erkrankte Person diese wahrnimmt, einhergehen [11], sowie Belastungserleben bei der häuslichen Pflege [12],[13].

Die Situation von Demenzerkrankten mit Migrationshintergrund ist im Unterschied zu Betroffenen ohne Migrationshintergrund zum einen durch die in der Vergangenheit erlebte Migration und zum anderen durch den Verlust der Zweitsprache Deutsch charakterisiert. Im Rahmen einer Demenzerkrankung können Migrationserlebnisse erinnert werden, die mit starken und vielfältigen Emotionen einhergehen können [14]. Die Angehörigen sind nicht immer informiert über alle biographischen Begebenheiten wie beispielsweise Erfahrungen, die vor, während und nach der Migration gemacht wurden, so dass sie die erkrankte Person nicht immer dort abholen können, wo sie sich in ihrer Realität befindet. Zugleich kann der Verlust der Zweitsprache Deutsch, der zumeist in einem frühen Stadium der Erkrankung auftritt, zu Rückzug und Isolation der erkrankten Person führen [15],[16].

Auf Seiten der Angehörigen kann die Übernahme der Pflegeverantwortung eine Veränderung des eigenen Lebensentwurfes darstellen, mit der Angehörige erst lernen müssen umzugehen. Entlastende Selbsthilfe- und psychologische Unterstützungsangebote werden nur in geringem Maße in Anspruch genommen. Die Gefahr einer „Co-Erkrankung" steigt durch die chronische Überforderung [17]. Die Überlastungssituation wird oftmals über Jahre hinweg „ausgehalten" und gefährdet die Gesundheit der Pflegenden. Verstärkt werden kann dies infolge fehlender Anerkennung durch andere Familienangehörige [18]. Als besonders belastend wird durch Angehörige die Ausgrenzung durch die eigene Community und die sich verändernde Persönlichkeit der erkrankten Person empfunden. Auch wird Sprachlosigkeit hinsichtlich erlebter Belastungen, Bedürfnisse und möglicherweise hilfreicher Entlastung deutlich [16].

Mit der Stärkung von Selbstmanagement-Kompetenzen wird versucht, pflegende Angehörige dabei zu unterstützen, aus dem Zustand passiven Erlebens herauszufinden und aktiv und eigenverantwortlich zu handeln. Sie sollen unterstützt werden, die Fähigkeiten und das (Selbst-)Vertrauen zu entwickeln, ihre eigene Gesundheits- und Krankheitssituation, die sich durch die Pflegeübernahme verändern kann, zu managen [19].

Wissenschaftliche Erkenntnisse zu Selbstmanagement-Kompetenzen existieren insbesondere im Kontext der Bewältigung chronischer Krankheiten. Menschen mit Migrationshintergrund werden bislang nur wenig fokussiert [20]. Studien zum Selbstmanagement pflegender Angehöriger mit Migrationshintergrund existierten bislang nicht. Diesem Forschungsdesiderat wurde mit der folgenden Studie begegnet.

9.3 Studienziel und -design

In einer durch die Autorin in Kooperation mit Oliver Razum gestalteten Studie [16] wurden Ressourcen, Belastungskonstellationen und Selbstmanagement-Kompetenzen türkeistämmiger pflegender Angehöriger von Menschen mit Demenz analysiert. Ziel war es, auf dieser Erkenntnisbasis passfähige Instrumente zur Stärkung der Selbstmanagement-Kompetenzen zu entwickeln.

Zehn ressourcen- und problemorientierte Leitfadeninterviews mit zwölf türkeistämmigen pflegenden Angehörigen demenzerkrankter Menschen und elf Experteninterviews wurden geführt. Maximal kontrastierend wurden sowohl Ehepartner/ -innen als auch pflegende erwachsene Söhne und Töchter, Schwiegertöchter und Enkelkinder für Interviews gewonnen. Das Alter der Befragten lag zwischen 38 und 62 Jahren, und es beteiligten sich zehn Frauen und zwei Männer an der Studie. Die Interviewpartner/-innen wurden durch Aushänge, Schlüsselpersonen aus den türkeistämmigen Communities sowie über Medizinische und Pflegefachpersonen akquiriert. Die Interviews wurden in türkischer oder deutscher Sprache in der Häuslichkeit der Befragten, in den Räumlichkeiten der Universität Bielefeld oder eines ambulanten Pflegedienstes geführt [16]. Die Tonbandprotokolle wurden transkribiert und mit der zusammenfassenden und strukturierenden qualitativen Inhaltsanalyse nach Mayring [21] ausgewertet.

9.4 Zentrale Ergebnisse der Studie

Die nachfolgend dargestellten Ergebnisse finden sich zu Teilen in Tezcan-Güntekin und Razum [16], die Gesamtergebnisse wurden in Tezcan-Güntekin [22] veröffentlicht.

Die rekonstruierten *Pflegekonstellationen* sind sehr heterogen. Die Demenzerkrankten wohnen mit der Familie in demselben Haus, aber in getrennten Wohnungen, oder die erkrankte Person wohnt in einer Demenz-WG. Weitere Pflegesettings stellen das Zusammenleben der erkrankten Person mit einem oder zwei der erwachsenen Kinder dar.

Den Analysen zufolge ist die Akzeptanz der Erkrankung bei deren Auftreten zunächst gering. Die Krankheit wird – ähnlich wie bei anderen psychischen Krankheiten – von einigen türkeistämmigen Communities als „Kopf-Krankheit" (Interview mit Angehörigen 6: Zeile 279) und somit nicht als „richtige" Krankheit wahrgenommen. Werden die Symptome der Erkrankung – die zunächst für Symptome des Alters gehalten werden – bei der erkrankten Person deutlicher, wird meist die Hausarztpraxis aufgesucht. Eine Diagnosestellung erfolgt nicht immer durch eine spezialisierte Facharztpraxis für Neurologie oder Psychiatrie. In keiner der in die Studie einbezogenen Fälle wurden kultur- oder sprachneutrale Diagnoseinstrumente eingesetzt.

Neben der Herausforderung, die Erkrankung des Angehörigen zu akzeptieren, stellt sich mit der bewussten Übernahme der Pflegerolle die Herausforderung, einen konstruktiven Umgang mit der (oftmals neuartigen) Lebenssituation zu entwickeln. Gewohnte Routinen und Gewohnheiten der pflegenden Angehörigen aus ihren bisherigen Lebenswelten passen zumeist nicht mehr zu den neuen Aufgaben. Ihre bisherigen Lebensvorstellungen müssen mit neuen Entwürfen in Übereinstimmung gebracht werden. Schwierigkeiten bei der Kombination der ursprünglichen Rollen innerhalb der Familie mit der neuen Rolle als pflegende Person werden deutlich. In einem Fall pflegt die Tochter sowohl die an Demenz erkrankte Mutter als auch den Ehemann, der einen Schlaganfall erlitten hat, und würde für den Ehemann gerne stationäre Pflege beanspruchen. Die ihr zugeschriebene Rolle der Ehefrau sowie antizipierte gesellschaftliche Sanktionen halten sie jedoch davon ab:

> „Sie [die Bekannten] würden sagen: ‚Schau nur, ihre Mutter hat sie gepflegt, ihren Mann hat sie in ein Heim abgeschoben'" (Interview mit Angehörigen 4: Zeile 1219).

Ein weiterer Fall verdeutlicht, dass der Rollenwechsel darüber argumentiert wird, dass der erkrankte Ehemann wie ein Kind agiert:

> „Wir hatten sonst keine Schwierigkeiten. Es war immer schön. Du nahmst ihn und zogst ihn an und unternahmst etwas mit ihm. Er war so, wie Du Dir ein Kind vorstellst" (Interview mit Angehörigen 9: Zeile 529).

Die oft hilflose Haltung und der Schmerz um den Verlust des eigenen Lebensentwurfes, gepaart mit der häufig isolierenden Haltung des sozialen Umfelds gegenüber Demenzerkrankten, kann dazu führen, sich als Fremder in der eigenen Lebenswelt zu fühlen. Auch die Tatsache, dass es sich um eine unheilbare Krankheit handelt, führt bei den Angehörigen zu einem Gefühl der Ohnmacht und zu Abwehrreaktionen. Die Angehörigen sind psychisch belastet, ratlos und geben an, überfordert zu sein, wie das folgende Zitat verdeutlicht:

> „Beispielsweise gab es manchmal Momente, in denen ich ratlos war. Ich erinnere mich, dass ich saß und heimlich geweint habe, warum das alles so ist. Wo genau lag die Ratlosigkeit, was erlebte ich? Es war sein Verschwinden, wenn er einfach wegging. Er verschwand zwei oder drei Mal, also hier in der Gegend. Zu Beginn haben wir ihn nicht gefunden [...], es fiel uns sehr schwer, wirklich sehr schwer zu Beginn. Dann haben wir begonnen zu versuchen, ihn zu verstehen" (Interview mit Angehörigen 3: Zeile 994).

Sie nehmen ihre Situation teilweise als ausweglos wahr und fühlen sich mit ihren Bedürfnissen nicht verstanden. Alltägliche Aufgaben, die eigene Rolle und auch die Möglichkeit, autonom zu agieren und gesellschaftlich teilzuhaben, ändern sich.

Die starke psychische Belastung ist bei vielen Befragten durch die Stigmatisierung und Tabuisierung der Erkrankung in der türkeistämmigen Gemeinschaft begründet, in der sie leben, wie an folgendem Zitat deutlich wird:

> „Das war verdammt schwer, unter unseren Landsleuten sind diese, diese Vorgehensweisen von gesellschaftlichem Druck. Sie würden alle mit dem Finger zeigen. Ich bin eine angesehene Respektperson unter unseren Landsleuten. Ehemalige Bekannte, Gewerkschafter, erstgegründeter Ausländerbeiratsvorsitzender, sehr aktiv, sozialpolitisch sehr aktiv, immer davor Angst gehabt, mit Finger zu zeigen, guck mal, XY hat seinen Vater ins Altersheim gesteckt. [...] Und davor hatte ich Angst. Das habe ich auch erlebt am Anfang. Also davor hatte ich Angst, dass ich ständig angesprochen [werde], guck mal, die sind sechs Geschwister, die sind nicht mal in der Lage, ihren eigenen Vater zu Hause [zu] pflegen. Altersheim. Das wird negativ angesehen, durch diesen gesellschaftlichen Druck hatte ich Angst. Aber als das zu viel wurde, haben wir gesagt: ‚Das geht nicht, das muss man erklären'" (Interview mit Angehörigen 3: Zeile 208).

Die Demenz ist selten als Krankheit bekannt, zudem besteht in türkeistämmigen Gemeinschaften – wie das obige Zitat verdeutlicht – eine stark ablehnend normierte Haltung gegenüber einer Inanspruchnahme von ambulanter und vor allem stationärer Pflege.

Eine konkrete Formulierung von *Bedürfnissen* fiel den pflegenden Angehörigen nicht immer leicht. Bei den in der Häuslichkeit pflegenden Angehörigen bestand der Wunsch, dass die häusliche Pflege fortgeführt werden kann. Einige der benannten Bedürfnisse ließen darauf schließen, dass sich pflegende Angehörige eine aufsuchende fachliche Anleitung zur Entwicklung pflegerischer Kompetenz, alternative Wohnformen – die das gemeinsame Wohnen mit den erkrankten Angehörigen ermöglichen, die Pflege aber gewährleisten – sowie mehr Verständnis für die Demenzerkrankung auf Seiten der türkeistämmigen Community wünschen. Der Wunsch nach einer Flexibilisierung von Pflegeleistungen wurde wiederholt geäußert. Damit ist gemeint, dass der Wunsch danach bestand, dass es möglich wird, Leistungen wie z. B. Tagespflege, die aufgrund der Schwere der Pflegebedürftigkeit nicht mehr genutzt werden können, in eine intensivere Nutzung von ambulanter Pflege umzuwandeln.

Der *Wechsel von der Ohnmacht gegenüber der Erkrankung in aktives, konstruktives Handeln* gelang einigen Angehörigen. Insbesondere die Akzeptanz, dass es sich bei Demenz um eine unheilbare Krankheit handelt und dass mit diesem Wissen die Zukunft gestaltet werden muss, aktivierte bei einigen Befragten bereits vorhandene Ressourcen und verhalf ihnen zu aktivem Handeln und einer konstruktiven Haltung. Begünstigt wurde die Möglichkeit zu diesem Paradigmenwechsel durch intensive Aufklärung vonseiten eines Neurologen oder einer Neurologin. Diese Befragten konnten reflexiv mit ihrer Situation und der Situation der Erkrankten umgehen. Auch verbliebene Fähigkeiten der Erkrankten wurden stärker wahrgenommen, und es war möglich, Freude darüber zu empfinden. Diese Befragten verspürten zwar Trauer um den Verlust und erinnerten sich an frühere Tage, diese Stimmung war jedoch nicht niederdrückend, und eine vergleichsweise positive Grundhaltung der Situation gegenüber war vorherrschend. Ein solcher Paradigmenwechsel war bei einigen Befragten zu beobachten. Er hatte unterschiedliche Ursprünge, lief jedoch immer darauf hinaus, dass die Angehörigen ihren Blick auf noch vorhandene Kompetenzen der Erkrankten richteten und sich die Nähe zu ihnen bewusstmachten. Familialer Zusammenhalt ist ein weiterer Aspekt für einen gelingenden Paradigmenwechsel und wird als Ressource verstanden. Diese positive Haltung wurde durch die Pflege intensiviert und wirkte sich auch auf andere Lebensbereiche aus. Ein Merkmal, das dazu beitrug, den Paradigmenwechsel von der Ohnmacht in eine Haltung konstruktiven Handelns zu gestalten, war eine eigene berufliche Tätigkeit in einem sozialen, pflegerischen oder pharmazeutischen Beruf, die als Indikator für eine reflexive Haltung zu verstehen ist.

Zusammenfassend trägt zu einer Aktivierung und Stärkung eigener Selbstmanagement-Kompetenzen von pflegenden Angehörigen bei:
– Akzeptanz der Erkrankung und ihrer Unheilbarkeit,
– intensive Aufklärung durch Gesundheitsversorger/-innen,
– Reflexion der eigenen Situation, wie z. B. Veränderung des Lebensentwurfs, Übernahme der Pflege-verantwortung,
– beruflicher Umgang mit sozialen/gesundheitlichen/pflegerischen Kontexten,
– gelingender Rollenwechsel, der bewusst durchlaufen wird,
– Entlastung durch Austausch mit und Verständnis durch andere Menschen.

9.5 Fazit für die Praxis

Zur Stärkung der Selbstmanagement-Kompetenzen ist es notwendig, die Heterogenität der Lebenswelten pflegender Angehöriger wahrzunehmen und darauf ausgerichtete Instrumente und Maßnahmen zu ihrer Entlastung zu schaffen. Ausgehend von den Faktoren, die als begünstigend für die Aktivierung und Stärkung von Selbstmanagement-Kompetenzen identifiziert wurden, können auf unterschiedlichen Ebenen Maßnahmen entwickelt werden.

Zum einen gilt es, Selbsthilfestrukturen den unterschiedlichen Bedürfnissen entsprechend zu gestalten, damit sie für vielfältige Personen nutzbar werden. Dies kann bedeuten, dass die zumeist starre Struktur von festen Treffen zeitlich und räumlich flexibilisiert wird und die Treffen an unterschiedlichen Orten und in Zusammenhang mit Aktivitäten stattfinden. Der Austausch mit anderen pflegenden Angehörigen kann zum einen die Isolation der Menschen als auch den normativen Druck aus den eigenen Gemeinschaften verringern und so zur Entlastung der Angehörigen führen.

Eine andere Möglichkeit der Unterstützung bei der Stärkung der Selbstmanagement-Kompetenzen ist eine aufsuchende Beratung, Schulung und Anleitung, um pflegerische Kompetenzen zu verbessern und den Betroffenen das Gefühl zu vermitteln, durch den Zuwachs an praktischen Kompetenzen mehr Einfluss auf die eigene Situation innerhalb des Pflegesettings zu haben. Regelmäßig aufsuchende und (wenn gewünscht, in der Muttersprache) beratende und anleitende Professionelle sollten den pflegenden Angehörigen helfen, sich innerhalb ihrer neuen Rolle zurechtzufinden wie auch externe Unterstützung (z. B. ambulante Pflege oder Tagespflege) anzunehmen, wenn die häusliche Pflege nicht mehr alleine bewältigt werden kann.

Das Zentrale bei diesen und künftig zu entwickelnden Instrumenten zur Stärkung der Selbstmanagement-Kompetenzen ist, dass die Diversität der pflegenden Angehörigen und der Betroffenen innerhalb ihrer Lebenswelten wahrgenommen werden. Unterstützung muss lebensweltorientiert und diversitätssensibel gestaltet sein, um an die vielfältigen Bedürfnisse anknüpfen zu können. Hierfür muss ein Maß an Selbstgestaltung der Angebote gewährleistet sein, da andernfalls die Passung an eine heterogene Gesellschaft nicht möglich ist.

Um differenzierte Bedarfe identifizieren und eine verlässliche Datenbasis zur pflegerischen Versorgung zu generieren, müssten Bevölkerungssurveys und die Pflegestatistik migrationssensitiv bzw. diversitätssensibel ausgestaltet werden. Auf der Ebene der Pflegeversicherung sollte untersucht werden, inwiefern Kurse und Angebote zur Unterstützung im Alltag und Entlastung nach Sozialgesetzbuch (SGB) XI (§ 45, 45a, 45b) auf Bedürfnisse von pflegenden Angehörigen und Pflegebedürftigen mit Migrationshintergrund ausgerichtet sind und inwiefern der Anspruch und die konkreten Betreuungsleistungen demenzerkrankten Menschen bzw. deren Angehörigen bekannt sind und von diesen genutzt werden. Insgesamt sollte geprüft werden, wie die Evaluation der Modellprojekte zur Weiterentwicklung der Pflegeversicherung diversitätssensibel gestaltet werden könnte, um unter anderem die Auswirkungen der Weiterentwicklung der Pflegeversicherung auf die Pflegesituation bei Menschen mit Migrationshintergrund zu untersuchen.

Eine diversitätssensible Pflege wird nicht nur den heterogenen pflegerischen Bedürfnissen von Menschen mit Migrationshintergrund gerecht, sondern auch denen anderer pflegebedürftigen Menschen mit unterschiedlichen Diversitätsmerkmalen.

Literatur

[1] Schimany P, Tezcan-Güntekin H. Rückkehr oder Verbleib älterer Migranten und Migrantinnen – Implikationen für gesundheitliche und pflegerische Versorgung. NDV 2017;11:506–512.
[2] Habermann M, Schenk L, Albrecht NJ, Gavranidou M, Lindert J, Butler J. Planung und Steuerung der Pflegeversorgung auch für Migranten und Migrantinnen? – Eine Analyse der Pflege- und Gesundheitsberichterstattung in der ambulanten und stationären Altenpflege. Gesundheitswesen. 2009;71:363–367.
[3] DZA – Deutsches Zentrum für Altersfragen, Hrsg. Deutscher Alterssurvey 2014 – Zentrale Befunde. Berlin: DZA; 2014. https://www.dza.de/fileadmin/dza/pdf/DEAS2014_Kurzfassung.pdf [letzter Zugriff: 02.04.2019].

[4]   BMG – Bundesministerium für Gesundheit. Abschlussbericht zur Studie „Wirkungen des Pflege-
      Weiterentwicklungsgesetzes". Bericht zu den Repräsentativerhebungen im Auftrag des BMG.
      München: TNS Infratest; 2011.

[5]   Kohls M. Pflegebedürftigkeit und Nachfrage nach Pflegeleistungen von Migrantinnen und
      Migranten im demographischen Wandel. Forschungsbericht 12. Nürnberg: Bundesamt für Mi-
      gration und Flüchtlinge; 2012. https://www.bamf.de/SharedDocs/Anlagen/DE/Publikationen/
      Forschungsberichte/fb12-pflegebeduerftigkeit-pflegeleistungen.pdf%3F__blob%3Dpublicati-
      onFile [letzter Zugriff: 28.08.2015].

[6]   Kurt M, Tezcan-Güntekin H. Begutachtung von Pflegebedürftigkeit im kulturellen Kontext. In:
      Meißner A, Hrsg. Begutachtung und Pflegebedürftigkeit. Praxishandbuch zur Pflegebedarfsein-
      schätzung. Bern: Hogrefe; 2017: 103–114.

[7]   Glodny S, Yılmaz-Aslan Y. Epidemiologische Aspekte zur Pflegesituation von Migrantinnen und
      Migranten. In: Gaertner T, Gansweid B, Gerber H, Schweger F, Heine U, Hrsg. Die Pflegever-
      sicherung. Handbuch zur Begutachtung, Qualitätsprüfung, Beratung und Fortbildung. Berlin:
      De Gruyter; 2014: 248–254.

[8]   Okken PK, Spallek J, Razum, O. Pflege türkischer Migranten. In: Bauer U, Büscher A, Hrsg.
      Soziale Ungleichheit und Pflege. Beiträge sozialwissenschaftlich orientierter Pflegeforschung.
      Wiesbaden: Springer VS; 2008: 369–422.

[9]   Volkert M, Risch R. Altenpflege für Muslime. Informationsverhalten und Akzeptanz von Pfle-
      gearrangements. Nürnberg: Bundesamt für Migration und Flüchtlinge; 2017. https://www.
      bamf.de/SharedDocs/Anlagen/DE/Publikationen/WorkingPapers/wp75-altenpflege-muslime.
      pdf?__blob=publicationFile [letzter Zugriff: 01.12.2017].

[10] Krobisch V, Sonntag P, Gül K, Aronson P, Schenk L (2016): Der Migrationshintergarund in multi-
      kulturellen Pflegearrangements. Ergebnisse einer qualitativen und quantitativen Befragung
      älterer Türkeistämmiger. Pflege. 2016;29:289–300.

[11] Dibelius O, Uzarewicz C. Die Pflege von Menschen höherer Lebensalter. Stuttgart: Kohl-
      hammer; 2006.

[12] Piechotta-Henze G. „Kontoauszüge im Kühlschrank". Belastungen und Ressourcen von An-
      gehörigen. In: Dibelius O., Feldhaus-Plumin E, Piechotta-Henze G, Hrsg. Lebenswelten von
      Menschen mit Migrationserfahrung und Demenz. Bern: Hogrefe; 2016: 135–164.

[13] Etters L, Goodall D, Harrison BE. Caregiver burden among dementia patient caregivers: A review
      of the literature. J Am Acad Nurse Pract. 2008;20:423–428.

[14] Machleidt W. Migration, Kultur und seelische Gesundheit. Stuttgart: Kohlhammer; 2013.

[15] Mendez MF, Perryman KM, Pontón MO, Cummings JL. Bilingualism and dementia. J Neuropsy-
      chiatry Clin Neurosci. 1999;11:411–412.

[16] Tezcan-Güntekin H, Razum O. Pflegende Angehörige türkeistämmiger Menschen mit De-
      menz – Paradigmenwechsel von Ohnmacht zu Selbstmanagement. Pflege & Gesellschaft.
      2018;32:69–83.

[17] Piechotta G, Matter C. Die Lebenssituation demenziell erkrankter türkischer Migrant/-innen
      und ihrer Angehörigen. Fragen, Vermutungen Annahmen. Zeitschrift für Gerontopsycho-
      logie & -psychiatrie. 2008;21:221–230.

[18] Dibelius O. Expertinnen über die Lebenswelten demenziell erkrankter Migrantinnen und
      Migranten. In: Dibelius O, Feldhaus-Plumin E, Piechotta-Henze G, Hrsg. Lebenswelten von
      Menschen mit Migrationserfahrung und Demenz. Bern: Hogrefe; 2015: 115–133.

[19] Haslbeck JW, Schaeffer D. Selbstmanagementförderung bei chronischer Krankheit. Pflege.
      2007;20:82–92.

[20] Zanoni S, Gabriel E, Salis Gross C, Deppeler M, Haslbeck J. Selbstmanagementförderung
      bei chronischer Krankheit für Menschen mit Migrationshintergrund – ein Gruppenkurs mit

Peer-Ansatz als Beitrag zu gesundheitlicher Chancengerechtigkeit. Gesundheitswesen. 2018;80:12–19.

[21] Mayring P. Qualitative Inhaltsanalyse: Grundlagen und Techniken. Landsberg: Beltz; 2010.

[22] Tezcan-Güntekin H. Stärkung von Selbstmanagement-Kompetenzen pflegender Angehöriger türkeistämmiger Menschen mit Demenz. 2018. Hochschulschriften der Universität Bielefeld. https://pub.uni-bielefeld.de/record/2932147.

Monika Habermann, Maya Stagge

10 Pflegebedürftige Migrantinnen und Migranten in der kommunalen Versorgung

10.1 Forschungsstand: Partizipation in der kommunalen Versorgung

Für die wachsende Gruppe älterer Menschen soll ein möglichst langer Verbleib in der eigenen Häuslichkeit sichergestellt werden. Diese versorgungspolitische Zielsetzung entspricht dem Wunsch eines Großteils der Bevölkerung. Auch bei Menschen mit Migrationshintergrund ist die Konzeption eines würdigen und guten Alterns mit der Möglichkeit verbunden, im gewohnten häuslichen Umfeld bleiben zu können [1]. Allerdings benötigt diese Bevölkerungsgruppe ebenfalls Unterstützungsangebote, um diese Zielsetzung bei Pflegebedürftigkeit im höheren Lebensalter realisieren zu können. Wenngleich stabile familiale Netzwerke und damit Pflegebereitschaften immer noch ausgeprägter in der Bevölkerungsgruppe mit Migrationshintergrund erkennbar sind, finden hier Prozesse der Angleichung an die Bevölkerung ohne Migrationshintergrund statt, bedingt etwa durch die berufliche Einbindung und geforderte Mobilität der nachkommenden Generation [2].

Die Entwicklung und Umsetzung angemessener Angebote für ältere Menschen stellt eine dringliche Aufgabe insbesondere von Kommunen dar. Soll eine qualitätsgerechte Versorgung alter und pflegebedürftiger Menschen gelingen, erfordert dies eine gezielte kommunale Steuerung der Angebotsentwicklung, -umsetzung und -evaluation. Der Einbezug der Bevölkerung mit Migrationshintergrund ist dabei eine besondere, nicht leicht zu beantwortende Herausforderung für viele Kommunen. Altersgerechte und auch für die Migrationsbevölkerung annehmbare Unterstützungsangebote sollten wohnortnah sein und angepasst an das jeweilige soziokulturelle Umfeld der Klientel. Außerdem müssen unterstützende Dienstleistungen bezahlbar sein. Dies gilt insbesondere für die ältere Migrantenbevölkerung, deren Alterseinkommen im Durchschnitt deutlich niedriger ist als jenes der Bevölkerung ohne Migrationshintergrund [3]. Unabdingbar ist zudem eine gelingende Kooperation von Gesundheits- und Pflegedienstleister/-innen, von Nachbarschaftshilfen und Migrantenorganisationen.

Vor diesem Hintergrund werden in diesem Beitrag folgende Fragestellungen aufgegriffen: Welche Anknüpfungspunkte und Umsetzungsmöglichkeiten sind erkennbar, um eine Partizipation der Menschen mit Migrationshintergrund zu gewährleisten, und wie kann eine entsprechende Entwicklung in der Kommune durch die Etablierung von Indikatoren gesteuert werden? Die Beantwortung dieser Fragen beruht auf einer Studie der Autorinnen im kommunalen Umfeld und ist insbesondere

https://doi.org/10.1515/9783110563375-010

auf die Prüfung und Optimierung struktureller Voraussetzungen auf der Grundlage von Indikatoren gerichtet [4].

10.2 Definitionen

Die Kennzeichnung eines *Migrationshintergrunds* in diesem Beitrag folgt der Definition des Statistischen Bundesamtes. Menschen mit Migrationshintergrund haben demnach eine persönliche Zuwanderungsbiographie oder sind Kinder von zugewanderten Menschen, unabhängig von ihrem Status als schon Eingebürgerte oder als Ausländer/-innen, das heißt als Personen nichtdeutscher Nationalität oder als (Spät-) Aussiedler/-innen [5].

Der Begriff der *Partizipation* wird auf Grundlage der Ottawa-Charta der Weltgesundheitsorganisation [6] verwendet. In dieser Charta wurde die Beteiligung von Menschen an der Bedarfsanalyse und der Priorisierung von Vorhaben zur Sicherstellung und Förderung von Gesundheit als zentrale Voraussetzung für eine erfolgreiche Umsetzung erachtet. „Partizipation" wird seither als Grundlage in der Planung von gesundheitsbezogenen Maßnahmen betrachtet. So unterstreicht auch der Sachverständigenrat zur Begutachtung der Entwicklung im Gesundheitswesen die große Bedeutung der Einbeziehung der jeweiligen Zielgruppen für den Entwurf, die Durchführung und die Qualitätssicherung gesundheitsbezogener Interventionen [7]. Diese eher instrumentelle Annäherung findet eine Ergänzung und Erweiterung durch eine Wahrnehmung von Partizipationschancen nicht nur zur Sicherung eines materialen Ergebnisses, sondern auch zur Realisierung eines Zugewinns an Wissen, Selbstvertrauen und Erfahrung der Selbstwirksamkeit betroffener Bürger/-innen. In der Ottawa-Charta [6] wurde dieses auch als „Empowerment" gefasst.

Die Steuerung von Unterstützungsangeboten bei *Pflegebedürftigkeit* beruht auf dem sozialrechtlich definierten und im Sozialgesetzbuch (SGB) XI niedergelegten Pflegebedürftigkeitsbegriff, der unterschiedliche Schweregrade unterscheidet und entsprechende Leistungs- und Unterstützungsangebote definiert.

10.3 Datenlage zur kommunalen Versorgung

Die Erweiterung der Datenaufnahme des Mikrozensus um den Migrationshintergrund seit 2005 hat für die Belange einer diversen Gesellschaft auch hierzulande sensibilisiert. Allerdings sind die nun verfügbaren akkumulierten Daten der bundesweiten jährlichen Erhebung von 1 % der Bevölkerung nicht geeignet, lokale und regionale Belange zu beleuchten und zu steuern, wie dies beispielsweise hinsichtlich der kommunalen Pflegeversorgung notwendig ist. Die einschlägigen bundesweit verfügbaren Statistiken, die z. B. die Inanspruchnahme der Leistungen nach dem SGB XI dokumentieren, sind nicht migrationssensitiv ausgewiesen [8]. Wie viele Menschen mit

Migrationshintergrund in welchen Kommunen oder Regionen an welchen Angeboten der Pflegeversicherung partizipieren, lässt sich daher nur durch Datenanalysen nachvollziehen, die beispielsweise über Namensalgorithmen die türkische Bevölkerung einbeziehen [9], oder durch gesonderte, auf die Migrationsbevölkerung zielende Studien [10]. Solche Studien sind aufwändig und bilden oft nur zahlenmäßig bedeutsame Sprachgruppen in der Migrationsbevölkerung ab [11]. Haben sich in einer Kommune dagegen auch Menschen mit zahlenmäßig weniger verbreiteten Sprach- und Herkunftskulturen niedergelassen, wie z. B. vietnamesische Flüchtlinge, die infolge des Vietnamkrieges in den 1970er Jahren in Deutschland aufgenommen wurden – sogenannte „boat people" –, so sind deren spezifische Belange zumeist noch weniger sichtbar, als dies schon generell für die ältere Migrationsbevölkerung gilt.

Zusammengefasst kann festgehalten werden, dass aufgrund des Mangels an migrationssensitiven Routinedaten und aufgrund der Begrenztheit von Einzelstudien vielfach unklar ist, ob und in welchem Maße pflegebedürftige Menschen mit Migrationshintergrund und ihre Angehörigen an Angeboten partizipieren, welche Bedarfe zur Unterstützung in der Alltagsgestaltung im Vorfeld einer Pflegebedürftigkeit bestehen und angenommen werden und welche Netzwerke im lokalen, wohnortnahen Umfeld bestehen und genutzt werden.

Es fehlt an migrationssensitiven Daten, die eine zuverlässige Aussage über die Partizipation älterer Menschen mit Migrationshintergrund an lokalen und pflegebezogenen Angeboten für alte Menschen zulassen.

10.4 Studienziel und -methodik

Zentrales Ziel der Studie war die Prüfung und Optimierung struktureller Voraussetzungen für eine kommunale Partizipation pflegebedürftiger Migrantinnen und Migranten auf der Grundlage von Indikatoren. Mittels leitfadengestützter Interviews von durchschnittlich 55 Minuten Dauer wurden 76 Expertinnen und Experten der kommunalen Altenhilfe und der Migrationsarbeit in den 15 größten Städten Deutschlands befragt, wobei Berlin aufgrund seiner Größe und der daraus resultierenden Besonderheiten in der Befragung der Kommunen ausgeklammert wurde. Zusätzlich wurden zwei Fokusgruppen mit jeweils neun Personen realisiert.

10.5 Zentrale Ergebnisse der Studie

In den Interviews wurden vielfach Defizite an Daten wie auch ein Mangel an Kenntnissen hinsichtlich der Lebenswelten älterer Zugewanderter benannt [4]. So war nicht bekannt, ob und mit welchen Problemstellungen ältere Menschen mit Migrationshintergrund an Beratungsleistungen wie z. B. Pflegestützpunkten in den Kommunen partizipieren. Gleiches zeigte sich für kommunale Angebote wie aufsuchende Altenarbeit oder Einrichtungen wie Tagesstätten und Senioren-Cafés. Am ehesten waren noch Daten und Problemlagen älterer Menschen der zahlenmäßig am stärksten vertretenen Herkunftsländer (Türkei, Polen, Russische Föderation) bekannt.

Auch intersektoral tätige Beratungsstellen wie beispielsweise der Sozialdienst im Krankenhaus verfügen über keine Daten, die den Migrationshintergrund ihrer Klientel betreffen. Eine gelingende Beratungs- und Vermittlungsarbeit ist aber von hoher Bedeutung, nicht nur für die Akzeptanz und Nutzung des pflegebezogenen Versorgungssystems, sondern auch für die generelle Wahrnehmung einer Gleichberechtigung als Bürger/-innen der Kommune, wie folgendes Fallbeispiel verdeutlicht. Die schildernde Person hat als Vertreterin der muslimischen Religionsgemeinschaft an einem Fokusgruppen-Interview mitgewirkt und hat ein Beispiel aus persönlicher Erfahrung mit ihrem Vater nach einem Schlaganfall und Krankenhausaufenthalt beigetragen (Fokusgruppe, TN 8; Z 122–200).

Fallbeispiel

Der Vater hat einen Schlaganfall erlitten und ist an Krebs erkrankt. Er ist in Pflegestufe III eingruppiert. Während des Krankenhausaufenthaltes informieren die Mitarbeitenden des Sozialdienstes die Angehörigen über die Notwendigkeit, eine gesetzlich vorgeschriebene Betreuung für den nun kognitiv eingeschränkten Vater zu bestimmen. Weiter wird der Umzug in ein Pflegeheim bzw. Hospiz vorgeschlagen. Die Angehörigen möchten den Vater selbst versorgen, haben aber Probleme, eine rollstuhlgerechte Wohnung zu finden. Die Tochter berichtet Folgendes:

„Und dann wusste ich gar nicht, wohin ich gehen sollte [...], welche Rechte wir haben, darüber war ich nicht informiert. [...] Ich denke mir, es muss auch kultureller Verstand da sein. Wenn der Patient nicht ins Heim möchte und bei der Familie bleiben möchte, dann muss man das auch akzeptieren und verstehen. [...] Ich weiß nicht, ob das nur bei Türken so ist oder allgemein bei allen Personen oder Menschen so ist. Wenn ein Mensch hilfebedürftig ist und im Rollstuhl sitzt, dann ist man überall nicht gewollt. Du gehörst nicht zu diesem Land und sie möchten am liebsten, dass du ins Hospiz gehst [...], ich sollte immer noch mit den Ärzten kämpfen, dass ich ihn nicht zum Hospiz schicke."

Eine plötzlich eintretende Pflegebedürftigkeit ist für alle Betroffenen und ihre Familien eine Herausforderung. Die gesetzlich definierte richterliche Zuweisung einer Betreuung bei einer kognitiven Beeinträchtigung, die pflege- und rollstuhlgerechte Gestaltung des Wohnumfeldes, die Sorge für rehabilitative Maßnahmen zur Sicherung und Wiedererlangung einer möglichst hohen Eigenständigkeit und die Absicherung der alltäglichen Versorgung müssen bearbeitet werden. Es wird deutlich, dass sich die Angehörigen mit ihren Problemen und Anforderungen nicht im System wiedergefunden haben – sie fühlten sich schlecht informiert, allein gelassen, nicht akzeptiert und nicht gewollt. Sie haben zu wenig konkrete Hilfestellungen wahrgenommen, dagegen die für sie unverständliche Zuweisung eines Betreuers als Bedrohung und als ungeheuren Angriff auf die Familieneinheit bewertet. Da man die Rechtslage nicht kannte, vermutete man, dass dieses Vorgehen für türkische Familien vorgesehen war, und es wurde eine Ausgrenzung und bewusste Ungleichbehandlung vermutet.

Eine sach- und adressatengerechte Planung und Steuerung der Pflegeversorgung für ältere Menschen mit Migrationshintergrund erachteten nicht nur Betroffene und Angehörige als nicht ausreichend gewährleistet, sondern auch die Gesprächspartner der kommunalen Versorgung. Abhilfe könnte aus Sicht kommunaler Verantwortlicher eine verbesserte Datenlage durch das konsequente Mitführen des Merkmals „Migrationshintergrund" schaffen. Dies würde ein kommunales Integrationsmonitoring befördern, in dem Bedarfe und Teilhabe der Bevölkerung mit Zuwanderungsgeschichte geprüft und gegebenenfalls gezielt verbessert werden könnten.

Das konsequente Mitführen des Merkmals „Migrationshintergrund" eröffnet Möglichkeiten, die Teilhabe von älteren Migrantinnen und Migranten an Versorgungsleistungen und Angeboten zu prüfen und bei Bedarf gezielt zu verbessern.

10.6 Integrationsmonitoring und -indikatoren

Ein Integrationsmonitoring bemisst den Fortschritt von Integration als Angleichung der Lebensverhältnisse der Personen mit Migrationshintergrund an die der Gesamtbevölkerung. Indikatoren sollen die Lebens- und Versorgungssituation von Personen mit Migrationshintergrund datenbasiert abbilden mit dem Ziel, die Integration von Zugewanderten und ihren Nachkommen zu fördern. Bundesweit wurde 2007 auf der Grundlage des *Nationalen Integrationsplans* [12] ein Monitoring-System konzipiert und über einige Jahre erprobt. Auf der Grundlage der Erkenntnisse der schon benannten Befragung kommunaler Expertinnen und Experten sowie unter Einbezug deren kontinuierlicher Rückmeldungen wurden von den Autorinnen für ein Integrationsmonitoring der kommunalen Altenhilfe insgesamt 18 Indikatoren in neun Themenfeldern entwickelt (Tab. 10.1). Da Daten zur Nutzung von Indikatoren nicht oder nur eingeschränkt verfügbar sind, setzen einige der vorgeschlagenen Indikatoren in der Umsetzung eine Änderung der aktuellen Praxis von Datenvorhaltung und -nutzung voraus. In vielen Bereichen lässt sich das schnell realisieren. Andere Bereiche benötigen eine umfangreichere und unter Umständen auch mit Kosten verbundene Umstellung. Möglicherweise könnten auch datenschutzrechtliche Bedenken oder eine ökonomische Angebotsgestaltung der Umsetzung einiger der Indikatoren im Wege stehen. Welche Daten und Indikatoren tatsächlich produktiv genutzt werden könnten, war in der Einschätzung der befragten Migrantinnen und Migranten von

Tab. 10.1: Integrationsindikatoren für die kommunale Altenhilfe.

Thema	Indikator	Datengrundlage
Einbezug in Teilhabe- und Bedarfsanalysen (in einigen Kommunen: sog. „Vermutungs- gebiete", Bevölke- rung 65 +)	**Indikator 1a**: Grundsicherung mit Merkmal Migrationshintergrund (Mh) **Indikator 1b**: Hilfe zur Pflege mit Merkmal Mh	Ämter für Soziale Dienste (Umstel- lung Software)
Teilhabe an Beratung im drohenden oder schon eingetretenen Pflegefall	**Indikator 2a**: Kommunale Stellen zur Pflege- beratung (nach § 7a SGB XI) – Teilhabequote von Menschen mit Mh	Statistiken der Anbieter/-innen und Dienstleister/ -innen
	Indikator 2b: Pflegeberatung (nach § 7a SGB XI) muttersprachliche Angebote/Nutzung von professionellen Dolmetscherdiensten bei Ver- ständigungsproblemen	
Teilhabe an alten- gerechter Wohn- beratung	**Indikator 2c**: Kommunale Wohnberatung und Teil- habe – Anteil der Menschen mit Mh in Relation zur Gesamtverteilung der Altersbevölkerung mit und ohne Mh	
Teilhabe an Wohn- umfeldgestaltung (§ 40 SGB XI Pflegehilfsmittel und Wohnumfeld ver- bessernde Maßnahmen)	**Indikator 2d**: Barrierefreie Wohnumfeld- gestaltung – Quote der Menschen mit Mh	
Teilhabe an kommunal geförderten Projekten im Altenhilfebereich	**Indikator 3a**: Anteil der älteren Menschen mit Mh, die an projektbezogenen und nicht thematisch eingegrenzten Vorhaben für ältere Menschen teilnehmen	Statistiken der Anbieter/-innen und Dienstleister/ -innen
Teilhabe an Angeboten kommunal geförderter Einrichtungen wie Bürgerhäuser, Kultur- angebote etc.	**Indikator 3b**: Anteil der älteren Menschen mit Mh, die an Dienstleistungen/Kulturangeboten von kommunal geförderten Einrichtungen als Nutzer/ -innen teilnehmen	
Migrantenorganisa- tionen (MO) als Träger von Beratungsangeboten	**Indikator 4a**: Migrantenorganisationen und/oder Dachverbände (DV) sind selbst Träger von Bera- tung – ggf. in Kooperation mit etabliertem Träger	Anzahl der MO in diesem Bereich
Professionalisierungs- schritte von MO in wohlfahrtsverbandliche Anbieter/-innen- strukturen	**Indikator 4b**: MO/DV nehmen am Landespfle- geausschuss teil/sind Mitglied	
	Indikator 4c: Anzahl von Förderprogrammen zur nachhaltigen (mindestens dreijährige Projekte) strukturellen Unterstützung von MO und ent- sprechender Netzwerke im Bereich Altenhilfe	Anzahl von Förder- programmen

Tab. 10.1: (fortgesetzt) Integrationsindikatoren für die kommunale Altenhilfe.

Thema	Indikator	Datengrundlage
Unterstützung der Altenhilfe als Aktionsfeld der MO/DV	**Indikator 4d**: Vertretung des Seniorenbereichs bei MO/DV – Unterstützung durch kommunale Förderung	Anzahl der hauptamtlich Beschäftigen im Bereich Altenhilfe in MO und DV
Teilhabe an Seniorenvertretung	**Indikator 5a**: Anzahl der Menschen mit Mh in der Seniorenvertretung	Seniorenvertretung /Statistik Gesetzliche Grundlage/Richtlinien der Kommunen
	Indikator 5b: In die „delegationsberechtigten Organisationen" der Seniorenvertretung werden auch MO/DV aufgenommen	
Interkulturelle Öffnung der Altenhilfe	**Indikator 6**: Anzahl der migrantenspezifischen Veranstaltungen zu spezifischen Themenstellungen (z. B. Betreuungsrecht, Demenz) für Menschen mit Mh	Statistiken der Anbieter/-innen und Dienstleister/-innen
Interkulturelle Vorhaben stadtteilbezogen in der Wohnungswirtschaft	**Indikator 7**: Anzahl der organisierten interkulturellen Veranstaltungen im Stadtteil durch die kommunal verantwortete Wohnungswirtschaft	Statistiken der Anbieter/-innen und Dienstleister/-innen
Teilhabe Freiwilligenarbeit	**Indikator 8**: Anzahl der Fachveranstaltungen für MO zum Thema Bürgerbeteiligung und Zivilgesellschaft	Statistiken der Anbieter/-innen und Dienstleister/-innen
Teilhabe an Bildungsangeboten in öffentlichen, kommunal finanzierten Einrichtungen	**Indikator 9**: Anzahl der Bildungsangebote in öffentlichen, kommunal finanzierten Einrichtungen (VHS/Stadtbibliotheken), die Material in besonders leichter Sprache und/oder in verschiedenen Sprachen für Senioren/Angehörige mit Mh vorhalten bzw. Angebote für Senioren mit Mh anbieten	Statistiken der Anbieter/-innen und Dienstleister/-innen

der Zielsetzung und dem tatsächlich erkennbaren Verbesserungspotenzial abhängig. Die Meinungen blieben allerdings kontrovers. Die Gefahr, durch die Erhebung des Merkmals „Migrationshintergrund" einer Stigmatisierung Vorschub zu leisten, war präsent. Die Entwicklung eines kommunalen Integrationsmonitorings bedarf daher der Beteiligung und der Akzeptanz von Migrantenorganisationen in der Region. Werden diese einschränkenden Überlegungen beachtet, bieten die angeführten Indikatoren Möglichkeiten, ein realistisches Bild der tatsächlichen Beteiligung älterer Menschen mit Migrationshintergrund an Angeboten der Altenhilfe zu entwickeln und Integration besser zu steuern.

Auf der Grundlage von Indikatoren können der Einbezug der kommunalen Altenhilfe in das Integrationsmonitoring sowie eine migrationssensitive Angebotsentwicklung umgesetzt werden. Dadurch kann die Partizipation älterer Zugewanderter und deren Angehöriger an Versorgungsangeboten gefördert werden.

Dies soll beispielhaft an Indikatoren mit Bezug zu Beratungsleistungen (2a–2d) und Indikatoren, welche die Teilhabe kommunaler Migrantenorganisationen an der Angebotsentwicklung betreffen (4a–4d), gezeigt werden. Die beiden Indikatorgruppen wurden ausgewählt, weil diese den Zugang Betroffener zu Leistungen der Altenhilfe abbilden und die Entwicklung einer organisationalen Vielfalt der Anbieter/-innen geprüft und befördert wird.

Seit dem 1.1.2009 haben Pflegebedürftige einen Anspruch auf individuelle Pflegeberatung durch die Pflegekassen gemäß § 7a SGB XI. Diese Pflegeberatung zielt darauf ab, den Pflegebedürftigen und ihren Angehörigen eine umfassende Unterstützung bei der Auswahl und Inanspruchnahme notwendiger Hilfe- und Pflegeleistungen zukommen zu lassen. Es soll damit ein bedarfsgerechtes, individuelles Fallmanagement gewährleistet werden. Die Pflegeberatung kann durch unterschiedliche Träger in Kooperation mit den Pflegekassen in Pflegestützpunkten und auch in den Pflege- und Krankenkassen selbst organisiert werden.

In Evaluationen wurde darauf hingewiesen, dass die Teilhabe von Menschen mit Migrationshintergrund an den Beratungsleistungen gering ist. Die Beratungsangebote sind nicht bekannt oder wurden als unzureichend bezeichnet [1]. Indikator 2a fordert daher auf, die Entwicklung der Teilhabe von Menschen mit Migrationshintergrund hinsichtlich einer Pflegeberatung datenbasiert zu beobachten und durch geeignete Maßnahmen zu fördern. Eine solche Maßnahme ist eine Sprachmittlung durch Dolmetscher/-innen für diejenigen Ratsuchenden, bei denen Übersetzungsbedarfe entstehen (2b). Eine dokumentierte zahlenmäßige Steigerung dieser Intervention kann als Indikator für einen stärkeren Einbezug der zugewanderten Bevölkerung sprechen. Gleiches gilt für die Wohnberatung (2c) und die Inanspruchnahme einer Wohnumfeldgestaltung (2d). In vielen Kommunen werden solche Aktivitäten nicht nur im Rahmen der Pflegeberatung umgesetzt, sondern auch in kommunalen oder baugenossenschaftlichen Einrichtungen, die ältere Menschen in ihrem Wohnumfeld unterstützen sollen. Auch hier ist vielfach nicht bekannt, ob und zu welchem Anteil Menschen mit Migrationshintergrund partizipieren. Durch stärkere Bekanntmachung in den lokalen Nachbarschaften und ethnischen Gemeinschaften sowie Sprachmittlung im Bedarfsfall könnte auch hier eine Zunahme der Teilhabe gelingen. Überprüft werden könnten diese Aktivitäten auf der Grundlage kontinuierlicher Datenerhebungen in den Beratungseinrichtungen.

Partizipationschancen und ihre Realisierung werden auch von den Trägern der Altenhilfe mitgestaltet. Noch sehr selten tragen Migrantenorganisationen zur Verbesserung kommunaler Strukturen und zur Bereitstellung von Regelangeboten bei. Es fehlt das Know-how, um sich z. B. für kommunale Projekte oder für regionale Projekte des Bundesamtes für Migration und Flüchtlinge (BAMF) zu bewerben. Selbst große Verbände wie z. B. die muslimischen Interessenvertretungen und Religionsgemeinschaften erbringen ihre Beiträge in Freiwilligenarbeit und können mit etablierten Wohlfahrtsverbänden nicht konkurrieren. Indikatoren 4a-d reflektieren diese Defizite und stellen Messgrößen vor, an denen Änderungen und Fortschritte erkennbar werden: Migrantenorganisationen übernehmen selbst Beratungen, ihre Vertreter/-innen partizipieren an kommunalen und landesbezogenen Ausschüssen, sie werben Projekte ein, gegebenenfalls auch im Tandem mit etablierten Verbänden, und wirken in kommunalen und regionalen Seniorenvertretungen mit.

10.7 Fazit für die Praxis

Eine angemessene Partizipation von Menschen mit Migrationshintergrund an Angeboten kommunaler Altenhilfe und der Pflegeversorgung, so das Resümee, kann gelingen. Es bedarf allerdings einer kritischen Analyse von Defiziten und einer datenbasierten Steuerung der Weiterentwicklung. Kommunen sollten in Zusammenarbeit mit relevanten Akteuren, z. B. den Wohlfahrtsverbänden, Serviceleistern und Migrantenorganisationen, eine gezielte Datenerhebung abstimmen, planen und umsetzen. Wesentlich ist dabei, frühzeitig Migrantenvertreter und -vertreterinnen einzubeziehen.

Literatur

[1] Kirchen-Peters S, Nock L, Baumeister P, Mickley B. Pflegestützpunkte in Deutschland. Die Sicht der Mitarbeitenden – Der rechtliche Rahmen – Die politische Intention. Bonn: Friedrich-Ebert-Stiftung; 2016.

[2] Nowossadeck S, Klaus D, Romeu Gordo L, Vogel C. Migrantinnen und Migranten in der zweiten Lebenshälfte. Report Altersdaten. Berlin: Deutsches Zentrum für Altersfragen; 2017. https://www.dza.de/fileadmin/dza/pdf/Report_Altersdaten_Heft_2_2017.pdf [letzter Zugriff: 25.09.2019].

[3] Schimany P, Rühl S, Kohls M. Ältere Migrantinnen und Migranten: Entwicklungen, Lebenslagen, Perspektiven – Forschungsbericht 18. Paderborn: Bonifatius; 2012.

[4] Habermann M, Stagge M. Indikatoren für ein Integrationsmonitoring in der kommunalen Altenhilfe. Bundesgesundheitsblatt. 2015;58:601–608.

[5] Statistisches Bundesamt. Bevölkerung und Erwerbstätigkeit der Bevölkerung mit Migrationshintergrund. Ergebnisse des Mikrozensus. Wiesbaden: Statistisches Bundesamt; 2016.

[6] WHO. Ottawa Charta zur Gesundheitsförderung 1986. http://www.euro.who.int/__data/assets/pdf_file/0006/129534/Ottawa_Charter_G.pdf?ua=1 [letzter Zugriff: 30.09.2019].

[7] Sachverständigenrat zur Begutachtung der Entwicklung im Gesundheitswesen. Gutachten 2007 „Kooperation und Verantwortung. Voraussetzung einer zielorientierten Gesundheitsversorgung". Berlin: BMG; 2007. https://www.svr-gesundheit.de/fileadmin/user_upload/Aktuelles/2007/PressemitteilungSVR0407-2007.pdf, [letzter Zugriff: 30.09.2019].

[8]   Habermann M, Schenk L, Albrecht NJ, Maria G, Jutta L, Butler J. Planung und Steuerung der
      Pflegeversorgung auch für Migranten und Migrantinnen? – Eine Analyse der Pflege- und Ge-
      sundheitsberichterstattung in der ambulanten und stationären Altenpflege. Gesundheitswesen
      2007;71:363–367.
[9]   Brzoska P, Voigtlander S, Spallek J, Razum O. Die Nutzung von Routinedaten in der Rehabili-
      tationswissenschaftlichen Versorgungsforschung bei Menschen mit Migrationshintergrund:
      Möglichkeiten und Grenzen. Gesundheitswesen. 2012;74:371–378.
[10] BMG – Bundesministerium für Gesundheit. Abschlussbericht zur Studie „Wirkungen des Pflege
      Weiterentwicklungsgesetzes". Bericht zu den Repräsentativerhebungen im Auftrag des BMG.
      München: TNS Infratest; 2011.
[11] Tezcan-Güntekin H, Breckenkamp J, Razum O. Pflege und Pflegeerwartung in der Einwan-
      derungsgesellschaft. Expertise im Auftrag der Beauftragten für Migration, Flüchtlinge und
      Integration. Berlin: Bonifatius; 2015.
[12] Die Bundesregierung. Der Nationale Integrationsplan. Neue Wege – Neue Chancen. Berlin:
      Presse und Informationsamt der Bundesregierung; 2007. https://www.bundesregierung.de/
      Content/DE/Archiv16/Artikel/2007/07/Anlage/2007-08-30-nationaler-integrationsplan.
      pdf?__blob=publicationFile&v=1 [letzter Zugriff: 30.09.2019].

Lisa Peppler

11 (Post-)migrantische Mediziner/-innen in der gesundheitlichen Versorgung älterer Patient-/innen mit Migrationshintergrund

Die (post-)migrantische Ärzteschaft spielt für die gesundheitliche Versorgung älterer Menschen mit Migrationshintergrund eine bedeutsame Rolle. Aufgrund ihrer sprachlichen und medizinkulturellen Kompetenzen sowie ihrer eigenen Erfahrung mit Migration können sie diese Patientinnen und Patienten migrationssensibel behandeln, so die vielfach berichtete Erfahrung. Vor allem ältere Menschen mit türkischem Migrationshintergrund scheinen zufriedener, wenn bei ihrem Krankenhausaufenthalt auf ihre Sprachkenntnisse und ihren kulturellen Hintergrund Rücksicht genommen wird [1]. Vor diesem Hintergrund wird in diesem Kapitel die Rolle der Ärzteschaft türkischer Herkunft für die gesundheitliche Versorgung von älteren Patientinnen und Patienten derselben Herkunft dargestellt. Um die empirischen Ergebnisse der unten ausgeführten Studie [2] einordnen zu können, folgt zunächst ein kurzer Überblick zur Medizinermigration und zu (post-)migrantische Ärztinnen und Ärzten in Deutschland.

11.1 Forschungsstand: Medizinermigration und (post-)migrantische Ärztinnen und Ärzte

Die in Deutschland tätigen Mediziner/-innen mit Migrationshintergrund sind sowohl postmigrantische Ärztinnen und Ärzte aus migrierten Familien, die ihr Medizinstudium in Deutschland absolviert haben, als auch migrierte Ärztinnen und Ärzte, die nach ihrem Studium im Ausland nach Deutschland kamen. Darüber hinaus arbeiten in Krankenhäusern sogenannte Gastärzte aus anderen Ländern, die internationale Berufserfahrung sammeln. Bereits seit den 1950er Jahren ist Deutschland ein Zielland für ausländische Mediziner/-innen – insbesondere in den Zeiten, die von einem Ärztemangel geprägt waren oder sind, wie etwa in den 1960er und 1970er Jahren oder gerade jetzt aktuell.

Ein wesentlicher Grund für den derzeitigen Fachkräftemangel im Gesundheitswesen ist unsere alternde Gesellschaft. Da die Bevölkerung insgesamt immer älter wird und die Multimorbidität im Alter zunimmt, benötigen zunehmend mehr Menschen eine umfangreichere medizinische Versorgung. Darüber hinaus altert auch die Ärzteschaft, während bislang zu wenige Nachwuchskräfte vorhanden sind, um die gesundheitliche Versorgung zu garantieren. Auch hier spielt die Migration von Mediziner/-innen – wenn auch in eine andere Richtung – eine Rolle: Der Arztberuf hat in

https://doi.org/10.1515/9783110563375-011

Deutschland an Attraktivität verloren, und junge Ärztinnen und Ärzte wandern beispielsweise in die Schweiz, nach Österreich oder die USA aus [3].

Die jährliche Ärztestatistik der Bundesärztekammer verdeutlicht die Zunahme der berufstätigen ausländischen Ärztinnen und Ärzte (Abb. 11.1). Ihre Zahl stieg in den letzten zehn Jahren von 16.818 (2007) auf 45.370 (2017) – das sind über 13 % aller berufstätigen Ärztinnen und Ärzte in Deutschland. Die meisten von ihnen kommen aus Rumänien, Syrien und Griechenland. Insgesamt ist die Zahl der (post-)migrantischen Mediziner/-innen allerdings deutlich höher, da diejenigen mit deutscher Staatsbürgerschaft als Deutsche gezählt werden und somit in der Statistik nicht als Ärztinnen und Ärzte mit Migrationshintergrund erkennbar sind.

Bisher weiß man noch recht wenig darüber, wie sich diese Diversität konkret auf die medizinische Versorgung auswirkt, da sich die meisten Analysen auf einer übergeordneten Ebene mit der ökonomischen und politischen Seite der Medizinermigration beschäftigen. Nur zwei Studien befragten die (post-)migrantischen Mediziner/-innen selbst: Eine Untersuchung stellt migrierte Ärztinnen und Ärzte aus Mittel- und Osteuropa in den Mittelpunkt, die in deutschen Krankenhäusern arbeiten [4]. Die andere Studie, aus der hier einige Ergebnisse vorgestellt werden, beschäftigt sich mit der Medizinermigration aus der Türkei und der Rolle der Ärzteschaft türkischer Herkunft im deutschen Gesundheitswesen [2].

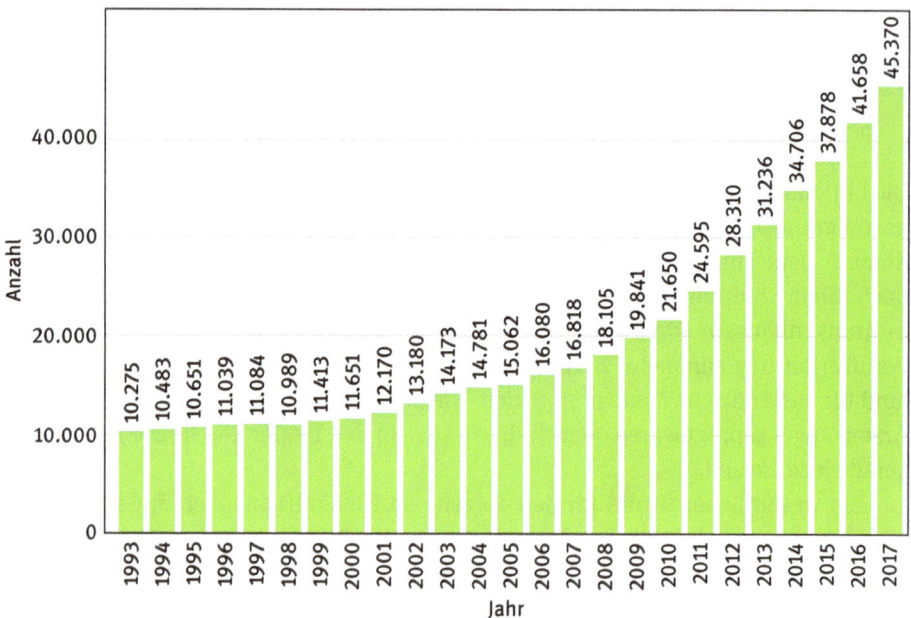

Abb. 11.1: Entwicklung der berufstätigen ausländischen Ärztinnen und Ärzte in Deutschland [3].

11.2 Studienziel und -design

In meiner Studie *Deutsche Ärztinnen und Ärzte türkischer Herkunft* [2] führte ich leitfadengestützte Interviews mit 32 (post-)migrantischen Mediziner/-innen, die in Deutschland als Ärztinnen und Ärzte tätig sind oder waren. Die Interviews fanden in verschiedenen deutschen Städten und während eines Forschungsaufenthaltes in Istanbul (Türkei) statt. Die anonymisierten Transkripte wurden mittels MAXQDA-gestützter Codierung analysiert. Meine Fragen bezogen sich auf die Biographien und die beruflichen Werdegänge der Befragten. Anhand ihrer Erzählungen werden die Chancen und Herausforderungen deutlich, die die Versorgung von (älteren) Patientinnen und Patienten mit Migrationshintergrund durch Mediziner/-innen mit demselben Migrationshintergrund mit sich bringen. Für die Namen der genannten Mediziner/-innen wurden Pseudonyme gewählt.

11.3 Deutsche Ärztinnen und Ärzte türkischer Herkunft

Die meisten Ärztinnen und Ärzte mit ausländischer Staatsbürgerschaft sind stationär tätig. Am Beispiel von Dr. Paksoy wird im Folgenden verdeutlicht, welche Aspekte die Arbeit eines Arztes mit Migrationshintergrund in einem deutschen Krankenhaus beeinflussen. Dr. Paksoy kam nach seinem Medizinstudium in der Türkei nach Deutschland. Zunächst musste er in einer Fachsprachenprüfung nachweisen, dass er über die für die ärztliche Berufsausübung erforderlichen Kenntnisse der deutschen Sprache verfügt. Dies war für Dr. Paksoy recht unproblematisch, da er bereits auf dem türkischen Gymnasium Deutsch gelernt hatte. Ganz anders erging es ihm mit der Anerkennung seines türkischen Medizinstudiums. Wie vorgeschrieben, musste er das Anerkennungsverfahren für Mediziner/-innen mit einem ausländischen Studienabschluss durchlaufen. Dabei wird geprüft, ob die im Ausland erworbenen Kenntnisse und Fähigkeiten denen jener Ärztinnen und Ärzte entsprechen, die ihr Medizinstudium in Deutschland absolviert haben. Weil seine Qualifikation aus der Türkei nicht als gleichwertig eingestuft wurde, durfte Dr. Paksoy zunächst nicht als Arzt arbeiten. Um trotzdem in Deutschland bleiben zu dürfen, schrieb er sich an der Universität als Medizinstudent und Doktorand ein.

Ärztinnen und Ärzte aus dem Ausland, die in Deutschland in ihrem Beruf arbeiten möchten, müssen ein Verfahren zur Anerkennung ihrer ausländischen Qualifikation durchlaufen und bei Bedarf eine sogenannte Ausgleichsmaßnahme absolvieren, z. B. einen Anpassungslehrgang oder eine Kenntnisstandprüfung. Außerdem müssen sie eine Fachsprachenprüfung bestehen, in der sie die für den Arztberuf erforderlichen Deutschkenntnisse nachweisen.

Dr. Paksoy erzählt, wie schwer seine Anfangszeit in Deutschland war und was ihm schließlich geholfen hat, in einem Krankenhaus arbeiten zu können:

> „Also ich bekam keine Berufserlaubnis, ich bekam keine Arbeitserlaubnis und wovon ich leben sollte und könnte, war mir erstmal sehr unklar. Aber binnen kurzer Zeit habe ich eine Arbeit gefunden und da hat Professor K. mich sehr sehr viel unterstützt. Obwohl ich meine Doktorarbeit über [ein anderes Thema] geschrieben habe, hat er mir so eine Bescheinigung gegeben, ich müsste unbedingt in einer Klinik arbeiten, wo überwiegend Türken sind. [...] Also nur über solche Bescheinigungen [...] konnte ich diese studentische Hilfskraftarbeit [machen]."

Dr. Paksoy sah sich also zunächst vielen Beschränkungen gegenüber, mit denen migrierende Ärztinnen und Ärzte konfrontiert sind. Eine Stelle, um seinen Lebensunterhalt zu verdienen, bekam er in dieser Situation nur aufgrund seiner türkischen Herkunft. Da in Deutschland zahlreiche Patientinnen und Patienten türkischer Herkunft medizinisch versorgt werden müssen, gibt es einen hohen Bedarf an Mediziner/-innen mit türkischem Migrationshintergrund. Dr. Paksoy durfte nur deshalb als ausländischer Medizinstudent in der betreffenden Klinik arbeiten, weil er wegen seiner Kenntnisse der türkischen Sprache und Kultur migrationsspezifische Fähigkeiten hatte, welche Ärztinnen und Ärzte ohne Migrationshintergrund nicht haben. Da er aus der Türkei kam, wurde vorausgesetzt, dass er über das entsprechende kulturspezifische Wissen verfügte.

Dem zugrunde liegt die Vorstellung, dass Ärztinnen und Ärzte mit Migrationshintergrund am besten Patientinnen und Patienten aus der gleichen ethnischen Gruppe behandeln können. Diese Vorstellung beruht wiederum auf Ethnisierungsprozessen, die kulturelle Gemeinsamkeiten in den Vordergrund stellen (vgl. Kap. 2.1). Wenn man nun aber bedenkt, dass türkische Mediziner/-innen zumeist aus gehobenen gesellschaftlichen Schichten türkischer Großstädte stammen, während viele türkische Patientinnen und Patienten eher aus ländlicheren Gegenden der Türkei kommen und in Deutschland als Arbeitskräfte tätig waren, dann kann man sich große Unterschiede zwischen den Beteiligten vorstellen. Solche Differenzen innerhalb einer Gruppe aus demselben Herkunftsland werden durch Ethnisierungsprozesse weniger oder gar nicht wahrgenommen. Das ist auch der Grund dafür, dass die Chancen für Bewerber/-innen türkischer Herkunft in Krankenhäusern, die viele türkischsprachige Patientinnen und Patienten behandeln, generell steigen [5].

Bei näherer Betrachtung fällt außerdem eine gewisse Ironie an der Geschichte von Dr. Paksoy auf: Er durfte nicht als Arzt arbeiten, weil er aus der Türkei kam und die *formalen* Kriterien für eine Berufsausübung in Deutschland nicht erfüllte. Er durfte dann aber doch in einer Klinik arbeiten – wenn auch weit unter seinem Qualifikationsniveau –, weil er aus der Türkei kam und damit *informelle* Kriterien für die Betreuung von Patientinnen und Patienten türkischer Herkunft erfüllte.

Später, während seiner Facharztausbildung und auch nach seinem Wechsel in ein anderes Krankenhaus, sei er stets „der inoffizielle Beauftragte für Türkeifragen oder türkische Patienten" gewesen, erzählt Dr. Paksoy: „[D]a ist ein türkischer Patient, haben Sie mal Zeit und dies und jenes." Das habe ihn „sehr unzufrieden" gemacht, sagt er. Ihn kränkte es, dass er primär wegen seiner türkischen Herkunft zurate gezogen wurde und nicht aufgrund seiner professionellen Kenntnisse und Fähigkeiten. Sein Selbstverständnis als Arzt wurde in den Situationen infrage gestellt, in denen er von Kollegen und Vorgesetzten als „Türke" angesprochen wurde. Dadurch fühlte er sich mit seiner fachlichen Kompetenz weniger anerkannt.

Im stationären Bereich übernehmen Ärztinnen und Ärzte mit Migrationshintergrund häufig die Funktion als Dolmetscher/-innen bei der Behandlung von Patientinnen und Patienten aus demselben Herkunftsland. Dies führt einerseits dazu, dass sie in Krankenhäusern mit vielen entsprechenden Patientinnen und Patienten größere Chancen auf eine Anstellung haben; andererseits führt es dazu, dass die Mediziner/-innen sich auf Dauer weniger anerkannt fühlen und dementsprechend unzufrieden sind.

Im ambulanten Bereich werden die niedergelassenen Ärztinnen und Ärzte mit Migrationshintergrund überwiegend von Personen aufgesucht, die dieselbe Herkunft haben. Manche von ihnen sprechen deshalb von ihrer „Ethnopraxis" (Dr. Levent), ihrer „Türkenpraxis" (Dr. Pala) oder von „Kopftuchpraxen [...], wo praktisch nur Türken reingehen und türkisch begrüßt werden, [...] wo sich die türkische Gemeinde im Vorzimmer trifft" (Dr. Baydar). Patientinnen und Patienten dürfen sich in Deutschland ihre Ärztinnen und Ärzte selbst aussuchen, was durch die sogenannte freie Arztwahl festgelegt ist. Viele Patientinnen und Patienten fühlen sich von Mediziner/-innen besser verstanden, die denselben kulturellen Hintergrund haben wie sie, wie die Gynäkologin Dr. Yüksel erzählt:

> „Ich höre immer wieder von meinen Patientinnen, ‚Einen guten deutschen Doktor habe ich auch um die Ecke, aber bei Ihnen kann ich reden, ich kann Sie verstehen.' Wo ich dann sage, das ist richtig. Genau das ist der Punkt. Die können reden. Ohne dass sie einen Vermittler brauchen zwischen uns beiden. [Pause] Ist halt so. Selbst wenn die auch relativ einigermaßen gut Deutsch können, gibt es immer wieder noch Frauen, die sagen. ‚ich komme lieber hierher, weil ich mit Ihnen in meiner Muttersprache reden kann. Weil ich mich da einfach sicherer fühle'."

Da viele der Mediziner/-innen die Muttersprache ihrer Patientinnen und Patienten sprechen, fällt die Sprachbarriere weg, die häufig das größte Problem bei der Behandlung von Menschen mit Migrationshintergrund darstellt (vgl. Kap. 4). Auch diejenigen mit guten Deutschkenntnissen können sich bei sensiblen gesundheitlichen Themen besser in ihrer Muttersprache ausdrücken. Deshalb suchen Türkisch sprechende Patientinnen und Patienten zumeist diejenigen Ärztinnen und Ärzte auf, von deren Sprachkompetenzen sie profitieren können [6].

Doch die Sprache ist nur ein Grund dafür, dass Patientinnen und Patienten nach Möglichkeit Mediziner/-innen der gleichen Herkunft aufsuchen. Ein weiterer Grund liegt in der gemeinsamen kulturellen Herkunft. Der Zahnarzt Dr. Toklucu erklärt, dass die Erkrankten sich bei einem „Landsmann" wohler fühlen, wo sie „ganz normal aufgenommen" werden – auch dann, „wenn jetzt jemand verschleiert kommt oder sonst was". Mit dem Beispiel des Kopftuchs spricht der Arzt ein markantes Kleidungsstück an. Türkische Frauen, die ein Kopftuch tragen, werden in Deutschland häufig als besonders fremd wahrgenommen und stigmatisiert. Anders als in ihrem Alltag, können sie in seiner Arztpraxis darauf vertrauen, dass sie nicht aufgrund ihrer kulturellen Kleidungsgewohnheiten diskriminiert werden. Der gemeinsame kulturelle Hintergrund unterstützt somit ein Vertrauensverhältnis zwischen den Beteiligten, welches die Zugangsbarrieren verkleinert. Dadurch nehmen die Mediziner/-innen eine Mittlerrolle in der Versorgung von Patientinnen und Patienten mit Migrationshintergrund im deutschen Gesundheitswesen ein. Für sie bedeutet dies, dass sie vergleichsweise einfach eine solide Klientenbasis aufbauen können, um ihre Praxis rentabel führen zu können. Dr. Lale empfindet ihre türkische Herkunft deshalb als einen „großen Bonus" gegenüber dem Kollegenkreis ohne Migrationshintergrund, der „größere Anstrengungen" unternehmen müsse, um die erforderlichen Patientenzahlen zu erreichen. Sie erklärt:

> „[W]enn man gut im Fach ist, braucht man sich wirklich nicht so viel anstrengen wie ein deutscher Kollege, der sich irgendwo niederlässt [...], bis er seine Patientenzahlen akquiriert hat."

Manche Mediziner/-innen sprechen Patientinnen und Patienten türkischer Herkunft direkt als Klientel an und ergreifen deshalb bestimmte Maßnahmen wie zweisprachige Beschilderung der Praxisräumlichkeiten oder Personal mit den entsprechenden Sprachkenntnissen. Der Allgemeinmediziner Dr. Pala eröffnete seine Praxis z. B. in einem „typische[n] Türkenviertel", wie er sagt. Er möchte den Patientinnen und Patienten ein „Zuhause" geben und erklärt:

> „Also, ich bin der Meinung, dass die nächsten Generationen sich des Deutschen annehmen müssten und dieses Heimatlandes annehmen müssten. Aber wir müssen trotzdem für die Menschen der ersten Generation, die hier hart gearbeitet haben und die jetzt hier leben, müssen wir auch bis zu deren Ableben Möglichkeiten schaffen, dass die auch ordentlich versorgt sind."

Mit den Menschen der ersten Generation meint er diejenigen aus der Türkei Migrierten, die in den 1960er und frühen 1970er Jahren als sogenannte Gastarbeiter/-innen nach Deutschland kamen und nun das Rentenalter erreicht haben. Dr. Pala sieht sich als Teil derjenigen, die für die gesundheitliche Versorgung dieser älteren Menschen mit Migrationshintergrund verantwortlich sind. Er sieht also die Gesellschaft in der Pflicht, die in jungen Jahren migrierten Rentner/-innen solidarisch zu versorgen, weil sie zuvor ihren Beitrag für diese Gesellschaft geleistet haben.

Viele ältere Rentner/-innen mit türkischem Migrationshintergrund sind sogenannte Pendelmigrantinnen und -migranten. Das heißt, sie verbringen die Sommermonate in der Türkei – oft in ihrem Haus, das sie sich durch ihren Verdienst als Arbeitnehmer/-innen in Deutschland leisten konnten – und die Wintermonate in Deutschland, wo ihre Kinder und Enkel mittlerweile ihren Lebensmittelpunkt haben (vgl. Kap. 2.1). Dr. Lale erklärt, dass diese Rentner/-innen trotz des Pendelns „häufiger medizinische Leistungen in Deutschland in Anspruch [nehmen], weil sie sich einfach mit diesem System hier auskennen." Darüber hinaus sind sie in Deutschland krankenversichert, so dass insbesondere die Behandlung chronischer Krankheiten für sie hier günstiger ist als in der Türkei, wo es eine solch umfassende Krankenversicherung nicht gibt. Unter den ärztlich Tätigen in Deutschland suchen diese Patientinnen und Patienten dann aus den genannten Gründen wiederum häufig diejenigen mit türkischem Migrationshintergrund auf.

Niedergelassene Ärztinnen und Ärzte mit Migrationshintergrund werden häufig von (älteren) Patientinnen und Patienten mit demselben Migrationshintergrund aufgesucht, weil sie ihre Muttersprache sprechen und ihren kulturellen Hintergrund kennen. Die Erkrankten bringen ihnen größeres Vertrauen entgegen und erhoffen sich mehr Verständnis für ihre Situation. Die türkeistämmigen Mediziner/-innen sprechen dadurch von einer soliden Klientenbasis für ihre Praxis.

Doch es gibt auch eine andere Seite der Medaille. Manche niedergelassenen Mediziner/-innen berichten davon, dass Patientinnen und Patienten türkischer Herkunft teilweise als sehr schwierige Klientel wahrgenommen werden, weil sie überaus hohe Ansprüche hätten und zugleich wenig finanzkräftig seien. Außerdem kritisiert ein Interviewpartner, dass sie entgegen seiner Ratschläge zumeist ungesund leben, sich also wenig bewegen und schlecht ernähren – auch deshalb, weil sie zu wenig über förderliches Gesundheitsverhalten wüssten [2]. Der Allgemeinmediziner Herr Zeyrek schildert das Verhalten der Klientel am Beispiel der Behandlung zu hoher Cholesterinwerte. Es gebe „eine deutsche und eine türkische Art und Weise", mit dem Problem umzugehen. Deutsche Patientinnen und Patienten hielten sich an Diäten und trieben Sport. Türkische Patientinnen und Patienten hingegen dächten sich: „[I]ch will meinen Kuchen essen und mein Börek dazu essen und noch meine Tablette dazu schlucken." Durch die Gegenüberstellung von deutschen und türkischen Patientinnen und Patienten unterstreicht Herr Zeyrek seine Aussage – auch wenn die Grenzen des Gesundheitsverhaltens tatsächlich sehr viel fließender sind. Darüber hinaus sei die mangelnde sportliche Betätigung vor allem bei älteren Türkeistämmigen problematisch:

> „Bei der älteren Generation kommen immer Medikamente infrage. Da ist keine Chance, dass Tante Ayse mit 40 Kilo Übergewicht auf [das] Band geht und sich [...] vier Stunden am Tag körperlich bewegt."

Das Gesundheitsverhalten der Patientinnen und Patienten türkischer Herkunft unterscheidet sich demnach deutlich von den Therapieempfehlungen der Mediziner/-innen. Die weitgehende Non-Adhärenz der Klientel führt immer wieder dazu, dass die Ärztinnen und Ärzte die Behandlung an deren kulturelle Lebens- und Essgewohnheiten anpassen. Dies kann für die Mediziner/-innen allerdings problematisch sein, weil sie sich z. B. an festgelegte Medikamentenbudgets halten müssen.

Die bereits erwähnten Ansprüche der Patientinnen und Patienten türkischer Herkunft, von denen auch medizinische und Pflegekräfte ohne Migrationshintergrund berichten, werden durch den gemeinsamen türkischen Migrationshintergrund noch verstärkt. So schildert ein Interviewpartner einen bereits länger zurückliegenden Fall, bei dem ein Patient türkischer Herkunft weder einen Überweisungsschein zum Arztbesuch mitbrachte, noch die zehn Euro Praxisgebühr zahlen wollte, die zwischen 2004 und 2012 von gesetzlich Versicherten einmal im Quartal zu entrichten waren. Der Arzt habe ihm erklärt, dass die Praxisgebühr für die Krankenkasse und nicht für die Ärzteschaft bestimmt sei. Der Patient habe wütend erwidert, er sei in die Praxis gekommen, weil der Arzt auch Türke sei, und habe gedroht, den Arzt nicht wieder aufzusuchen. Offensichtlich versprach sich der Patient eine bevorzugte Behandlung aufgrund der gemeinsamen türkischen Herkunft. Der Interviewpartner beharrte auf seinem Standpunkt und verlangte von dem Patienten, entweder seine Arbeit zu respektieren oder in Zukunft nicht wiederzukommen [2]. Aufgrund seines professionellen Selbstverständnisses distanzierte er sich von den Absichten des Patienten, der ihn als Mitglied seiner ethnischen Gruppe vereinnahmen wollte. Ähnliches erzählt auch der Zahnarzt Dr. Lema:

„Und dann kommen die, stehen dann hier so vor der Tür, ‚Ja wir haben gehört, dass du Türke bist, ich habe Zahnschmerzen.' Ja okay, aber ich habe meine bestellten Patienten."

Dr. Lema möchte nicht in erster Linie als „Türke" wahrgenommen werden, sondern als Zahnarzt. Er wolle, dass „Leute kommen, die mich als guten Zahnarzt kennen und schätzen und [meine] Leistungen dann in Anspruch nehmen wollen."

Aufgrund der gemeinsamen kulturellen Herkunft gehen (ältere) türkischstämmige Patientinnen und Patienten von migrationsbedingten und ethnischen Gemeinsamkeiten aus, wodurch sich manche eine bevorzugte Behandlung erwarten. Die Mediziner/-innen können oder wollen diese Erwartungen nicht immer erfüllen, weil unter Umständen finanzielle, rechtliche oder organisatorische Gründe dagegensprechen. Insofern ist die *intra*kulturelle Arzt-Patienten-Beziehung nicht weniger kompliziert als die *inter*kulturelle – auch wenn man das vielleicht annehmen könnte.

11.4 Fazit für die Praxis

Mit der Behandlung durch Ärzt/-innen der gleichen Herkunft sind viele Vorteile für ältere Patient/-innen mit Migrationshintergrund verbunden. Durch die sprachlichen und kulturellen Kenntnisse der Mediziner/-innen sind die Zugangsbarrieren für die Patient/-innen niedriger. Außerdem bringen sie ihnen dadurch eine Art Vertrauensvorschuss entgegen. Damit einher gehen allerdings auch Erwartungen, die die

Ärzt/-innen nicht ohne Weiteres erfüllen können oder wollen. Schwierigkeiten oder Konflikte entstehen also, weil Ärzt/-innen und Patient/-innen den gleichen Migrationshintergrund haben. Insofern sollten die wechselseitigen Ethnisierungsprozesse bewusst reflektiert werden, damit daraus resultierenden Missverständnissen oder „blinden Flecken" in der Behandlung entsprechend proaktiv begegnet werden kann.

Literatur

[1] Faize Berger Management Services. Patientenbefragung zur Kultursensibilität von Krankenhäusern in Nordrhein-Westfalen: Ergebnisbericht zur Patientenbefragung von Versicherten der VIACTIV Krankenkasse mit türkischem Migrationshintergrund. Ratingen: Faize Berger Management Services; 2015.

[2] Peppler L. Medizin und Migration: Deutsche Ärztinnen und Ärzte türkischer Herkunft – eine soziokulturelle Mikroskopie. Göttinger Studien zur Generationsforschung, 23. Göttingen: Wallstein; 2016.

[3] BÄK – Bundesärztekammer. Ärztestatistik 2017. Wer nur die Köpfe zählt, macht es sich zu einfach. Berlin: BÄK; 2018.

[4] Klein J. Transferring professional knowledge and skills: The case of Central and Eastern European migrant physicians in German hospitals. Opladen: Budrich UniPress; 2016.

[5] Farrokhzad S. Erfahrungen, Strategien und Potenziale von Akademikerinnen mit Migrationshintergrund. In: Hentges G, Hinnenkamp V, Zwengel A, Hrsg. Migrations- und Integrationsforschung in der Diskussion: Biografie, Sprache und Bildung als zentrale Bezugspunkte. 2., aktual. Aufl. Wiesbaden: Springer VS; 2010.

[6] Henkelmann Y. Ärzte in der Fremde: Karrieren und Sprachkenntnisse von eingewanderten Medizinern in Deutschland und Kanada. Berliner Arbeiten zur Erziehungs- und Kulturwissenschaft, 32. Berlin: Logos; 2007.

Maya Stagge

12 Herausforderungen und Dynamiken in multikulturellen Pflegeteams

Pflegeteams sind vielfach multikulturelle Teams. Verstärkte Migration und Einwanderung und auch der fortschreitende Fachkräftemangel in der Pflege werden den Anteil der Mitarbeitenden mit Migrationshintergrund weiter erhöhen. Vorhandene Studien über multikulturelle Teams in der Pflege weisen auf Herausforderungen hin, die nicht nur das Teamgeschehen beeinflussen können, sondern auch die Versorgungsqualität.

Im Folgenden wird definiert, was unter multikulturellen Teams verstanden wird und welche auf die Pflege bezogenen Erkenntnisse es zu diesen Arbeitsgruppen gibt. Herausforderungen und Chancen von kultureller Heterogenität sowie spezifische Dynamiken werden erläutert.

12.1 Definition multikulturelle Teams und Anteil der Mitarbeitenden mit Migrationshintergrund

Als multikulturelle Teams werden in diesem Beitrag Arbeitsgruppen betrachtet von Menschen mit und ohne Migrationshintergrund. Einen Migrationshintergrund hat laut der Definition des statistischen Bundesamtes jeder, der nicht selbst in Deutschland geboren wurde oder von dem mindestens ein Elternteil nicht in Deutschland geboren wurde. Laut dieser Definition hatten im Jahr 2018 25,5 % der Bevölkerung in Deutschland einen Migrationshintergrund [1].

Die für die Pflegeversorgung relevanten Statistiken wie die Gesundheitspersonalstatistik oder die Pflegestatistik führen das Merkmal Migrationshintergrund nicht mit. Der Anteil der Mitarbeitenden mit Migrationshintergrund ist in den Pflegeberufen deutschlandweit daher nicht genau zu beziffern, genau so wenig, in welchen Einrichtungen und Sektoren und mit welcher Qualifikation sie arbeiten [2]. Vorhandene Studien oder Erhebungen, die teils auf dem Mikrozensus basieren, lassen die Vermutung zu, dass Pflegende mit Migrationshintergrund in den Pflegeberufen und insbesondere in der Altenpflege zahlreich vertreten sind.

Nach einer Studie der Prognos AG aus dem Jahr 2015 über ausländische Beschäftigte im Gesundheitswesen [3], die jene Beschäftigte mit Migrationshintergrund in den Blick nimmt, welche über eine nichtdeutsche Staatsangehörigkeit verfügen, beträgt der Anteil der ausländischen Erwerbstätigen in der Altenpflege 23 % und in der Krankenpflege immerhin 17 %. Andere Studien [4],[5] geben Hinweise darauf, dass der Anteil der Mitarbeitenden mit Migrationshintergrund sehr hohen regionalen und institutionellen Schwankungen unterworfen ist. In ländlichen Gegenden ist der An-

https://doi.org/10.1515/9783110563375-012

teil z. B. deutlich geringer als in der Stadt [4], wo es teilweise Teams gibt, in denen 90 % der Mitarbeitenden einen Migrationshintergrund aufweisen [6].

Insbesondere in den letzten Jahren haben die Anträge auf Anerkennung ausländischer Abschlüsse in den Gesundheitsberufen zugenommen. Die Anerkennung ausländischer Abschlüsse betrifft vor allem Mediziner/-innen und den Beruf der Gesundheits- und Krankenpflege. Die Anträge von Gesundheits- und Krankenpfleger/-innen sind zwischen 2012 und 2014 um mehr als das 2,5fache gestiegen [7].

In der Altenpflege versucht man seit Jahren, bereits hier lebende Menschen mit Migrationshintergrund mit Hilfe verschiedener Programme für die Berufe in der Altenpflege zu gewinnen, wie beispielsweise in Baden-Württemberg mit der speziell für Zugewanderte konzipierten zweijährigen Ausbildung zur staatlich anerkannten Pflegehilfskraft [8]. In den letzten Jahren sind verantwortliche Akteurinnen und Akteure auch immer häufiger damit befasst, Fachkräfte aus dem Ausland für die (Alten-) Pflege zu rekrutieren, wie beispielsweise mit dem Projekt „Triple Win" [9]. Somit ist anzunehmen, dass der Anteil der Mitarbeitenden mit Migrationshintergrund zukünftig weiter ansteigen wird. Zumindest in Einrichtungen der stationären Altenpflege scheint es kaum noch Teams zu geben, die keine Menschen mit Migrationshintergrund beschäftigen [6],[10].

Die meisten Pflegeteams in Deutschland sind multikulturell zusammengesetzt. Aufgrund forcierter Rekrutierungsmaßnahmen infolge des Fachkräftemangels steigt die Anzahl von Pflegekräften aus dem Ausland in den Teams. Zudem werden zunehmend Menschen mit Migrationshintergrund, die bereits in Deutschland leben, für die Pflegeberufe angeworben.

Bundesweit verlässliche Daten stehen bislang nicht zur Verfügung. Es hat sich zudem in Studien gezeigt, dass von befragten Leitungsverantwortlichen der Anteil von Mitarbeitenden mit Migrationshintergrund vielfach unterschätzt wird bzw. dass keine Angaben gemacht werden konnten. Das Merkmal Migrationshintergrund wird auch in den Personalstatistiken nicht geführt [4]. Des Weiteren bleibt unklar, wo Pflegefachkräfte aus dem Ausland, über deren Anerkennung erfolgreich beschieden wurde, verbleiben [7]. In amtlichen statistischen Erhebungen wie der Gesundheitspersonalstatistik ist auch nicht ablesbar, ob die Rekrutierungskampagnen im Lande von Menschen mit Migrationshintergrund, die hier schon länger leben, erfolgreich sind [2].

Wenn nicht bekannt ist, wie viele Beschäftigte mit Migrationshintergrund im Gesundheits- und Pflegebereich in welchem Sektor arbeiten und wie viele bereits hier lebende Menschen mit Migrationshintergrund erfolgreich für eine Pflegeausbildung angeworben werden konnten, erschwert dies die Planung und Steuerung im Pflegewesen und in Pflegeorganisationen. Die Notwendigkeit einer genauen Datenaufnahme ergibt sich also alleine schon aus den genannten Unklarheiten. Gründe nicht nur für weitere Datenerhebungen, sondern auch für weitere empirische Studien werden spätestens dann deutlich, wenn man sich die Ergebnisse der vorhandenen Studien anschaut. Diese berichten von zahlreichen und weitreichenden Herausforderungen in multikulturell zusammengesetzten Teams und werfen weitere Fragen auf.

12.2 Herausforderungen in multikulturellen Pflegeteams

In Studien über kulturell divers zusammengesetzte Teams kristallisiert sich die Kommunikation mit Kolleginnen und Kollegen, mit Patientinnen und Patienten oder Bewohnerinnen und Bewohnern als ein Hauptproblem heraus [6],[11],[12],[13]. Dabei geht es bei Weitem nicht nur um das Beherrschen der jeweiligen Landessprache, sondern vielmehr darum, dass regionale Dialekte und Akzente von den zugewanderten Pflegekräften nicht verstanden werden. Zudem berichten befragte zugewanderte Pflegekräfte in Studien darüber, dass sie mit unbekannten (nonverbalen) Kommunikationsmustern konfrontiert werden und Schwierigkeiten mit der verbalen „Non-face-to-face"-Kommunikation hätten wie beispielsweise der am Telefon [11],[14]. Insbesondere die Kommunikation der Pflegenden mit gerontopsychiatrisch beeinträchtigten Menschen wird als schwierig bewertet, wenn verbale und nonverbale Muster nicht hinreichend bekannt sind [6]. Eine Studie, in der EU-Migrantinnen befragt wurden, führte unter anderem zu der Erkenntnis, dass zwischen sechs und 24 Monate nötig seien, um eine Kommunikationsfähigkeit zu entwickeln, die es erlaubt, in einer vergleichbaren beruflichen Position zu arbeiten wie im Heimatland [13].

Mangelnde Kommunikationsfähigkeit im Zuwanderungsland wirkt sich auch in informellen Situationen aus und kann bewirken, dass sprachlich weniger bewanderte Mitarbeitende an die soziale Peripherie des Teams gedrückt werden. So werden beispielsweise Mitarbeitende in den Pausen gemieden und erfahren mitunter sogar weniger Wertschätzung durch ihren Kollegenkreis [6]. Zudem nehmen sich Befragte selbst als „Outsider" oder „anders" im Team wahr [14],[15],[16] und haben das Gefühl, sich gegenüber den anderen (einheimischen) Teammitgliedern beweisen zu müssen [6],[17],[18]. Sie fühlen sich isoliert, sozial ausgegrenzt, gestresst und nicht ernst genommen und bewerten die gesamte Arbeitssituation als schlechter [11],[19]. Zusammenfassend erleben befragte zugewanderte Pflegefachkräfte ihre sozialen Kompetenzen im Gastland als unzureichend [20].

In mehreren Studien berichten die zugewanderten befragten Pflegekräfte, dass sie sich immer wieder diskriminiert fühlen, sowohl im Team als auch von Patientinnen und Patienten bzw. Pflegebedürftigen und deren Angehörigen [19],[21],[22],[23],[24]. Sie können ihre Qualifikationen und erworbenen Kompetenzen nicht voll einbringen, arbeiten in unbeliebten Sektoren und fühlen sich bei Aufstiegsmöglichkeiten benachteiligt. Diese Einschränkungen, so wird berichtet, sind auch dadurch bedingt, dass sie sich aufgrund mangelnder Sprachkenntnisse nicht adäquat ausdrücken können [13],[17],[25]. Die Sprachbarriere kann also weitere Prozesse in Gang setzen und als Motor wirken, welcher Diskriminierungen und Grüppchenbildung befördern kann.

Madler Mucciolo ([19], S. 19) spricht von „vielen Einzelkämpfern", die als Resultat dieser Dynamiken entstehen.

In einigen Studien aus angelsächsischen Ländern berichten die Befragten auch von ethnischen oder nationalen Hierarchien, die sie innerhalb der Teams wahrgenommen haben. Vorgesetzte sind in der Regel Personen mit weißer Hautfarbe; ihnen scheint, so die Vermutung der Befragten, der Vorzug bei Aufstiegsmöglichkeiten gegeben zu werden [24],[26]. Migriert zu sein scheint für viele der Befragten zentral für ihre Selbstbeschreibung [27]. Auch werden Konflikte in multikulturellen Teams gerne durch kulturelle/ethnische Andersartigkeit erklärt. Dieses Erklärungsmuster verwenden hauptsächlich zugewanderte Pflegekräfte [28], was dazu führen kann, dass vor allem in emotional belastenden Situationen eine ethnisch oder national orientierte Grüppchenbildung gefördert wird [6].

Viele dieser hier erwähnten Herausforderungen scheinen verstärkt dann aufzutreten, wenn im Ausland ausgebildete Pflegende eingesetzt werden. Die Autorin stellt in der von ihr durchgeführten Studie fest ([6], S. 202], dass „das Vorhandensein einer pflegerischen Ausbildung im Ausland und der Einsatz in einem anderen Land in diesem Berufsfeld [...] mit besonderen Schwierigkeiten für das Teamgeschehen verbunden zu sein [scheint]. Neben dem Anpassungsdruck an die vorherrschenden Strukturen am Arbeitsplatz im Allgemeinen müssen die im Ausland ausgebildeten Pflegekräfte häufig noch feststellen, dass das Pflegeverständnis und die Pflegekultur, die sie in ihrer heimischen Ausbildung erlernt haben, im Aufnahmeland anders interpretiert werden und sie häufig unter ihren Fähigkeiten eingesetzt werden und dadurch eine Dequalifizierung erleben." Zu ähnlichen Erkenntnissen kommt auch das BIGA-Projekt, welches den Zugang zum Arbeitsmarkt ausländischer Pflegefachkräfte und deren Integration in die Betriebe in Deutschland untersucht hat [29],[30].

Ein unterschiedliches Verständnis vom Pflegehandeln bei Pflegenden mit und ohne Migrationshintergrund zeigt eine Studie, die mit 1.100 Pflegekräften durchgeführt wurde. Sie kommt zu dem Ergebnis, dass Pflegende mit Migrationshintergrund Fehler in ihrem Arbeitsbereich anders wahrnehmen als Pflegende ohne Migrationshintergrund [31]. Pflegende mit Migrationshintergrund nehmen weniger Fehler in ihrem Arbeitsbereich wahr, sie beobachten häufiger Fehler bei ihren Kolleginnen und Kollegen, sprechen sie aber nicht darauf an, und sie schätzen die Anzahl gemeldeter Fehler höher ein als Pflegefachkräfte ohne Migrationshintergrund. Es stellt sich hier die Frage, was der Einsatz von Pflegenden mit Migrationshintergrund für die Versorgungsqualität bedeutet. Einige Studien bewegen diese Fragestellung [12],[14],[15],[22], können sie aber auch noch nicht hinreichend beantworten.

Die multikulturelle Zusammensetzung bedeutet für *alle* Teammitglieder eine Herausforderung.

Naheliegend ist, dass die multikulturelle Zusammensetzung nicht nur von den zugewanderten Pflegenden als Herausforderung wahrgenommen wird, sondern auch von einheimischen Pflegenden und dem Team, welches zugewanderte Pflegekräfte aufnimmt. So können Unsicherheiten bestehen bezüglich der Anleitung neuer Mitarbeitender und Bedenken, Probleme offen anzusprechen, aus Angst, als rassistisch zu gelten oder ethnischer Diskriminierung verdächtigt zu werden [15],[32],[33].

12.3 Chancen in multikulturellen Pflegeteams

Eine Literaturrecherche hat keine einzige Studie hervorgebracht, die zu durchweg positiven Ergebnissen in multikulturellen Teams gekommen ist, unabhängig davon, welche Fragestellung genau untersucht wurde [6]. Dennoch sind neben den zahlreichen Herausforderungen, die sich aus den Studien ableiten lassen und denen multikulturelle Teams sich stellen müssen, auch Chancen einer solchen Zusammenarbeit zu verzeichnen. Die Einrichtungen sehen die Chancen vor allem darin, Personallücken schnell und einfach zu schließen. Außerdem erhoffen sie sich, durch die Einstellung von Menschen mit Migrationshintergrund die interkulturelle Öffnung voranzutreiben. Tatsächlich werden konkrete Chancen allerdings sehr selten explizit genannt [34]. Naheliegend ist, dass Pflegende anderer Herkunft gut in der Versorgung von ausländischer bzw. gleichsprachiger Klientel eingesetzt werden können oder aber als Dolmetschende fungieren können. Jedoch verweisen empirische Erkenntnisse darauf, dass dies bislang eine wenig bewusste Steuerung durch das Management von Gesundheitsorganisationen erfährt. Die übersetzenden Beschäftigten geben zwar an, dass sie gerne helfen, aber für diese Tätigkeiten weder freigestellt noch extra vergütet werden [35]. Das führt dazu, dass andere Teammitglieder die Arbeit der übersetzenden Kraft mitmachen müssen und dies dann auch wieder zu Unstimmigkeiten im Team führen kann. Unklar ist auch, wer im Falle einer falschen Übersetzung haftet. Schließlich sind die Pflegekräfte keine ausgebildeten Dolmetscher/-innen, und Expertinnen und Experten mahnen an, für Übersetzungsleistungen im Pflege- und Gesundheitsbereich professionelle Kultur- und Sprachmittler/-innen heranzuziehen [36]. Also auch hier besteht Handlungsbedarf. In einer Studie haben Befragte angegeben, dass zugewanderte Pflegende aus Osteuropa die liebevolleren Pflegekräfte in der Pflege älterer Menschen seien [6]. Das könnte einen positiven Effekt auf die Beziehungsebene der Pflegearbeit haben, bedarf aber noch weiterer empirischer Daten.

12.4 Dynamiken in multikulturellen Pflegeteams

Verschiedene Studien geben Hinweise darauf, dass auf die Herausforderungen in multikulturellen Pflegeteams eher mit Vermeidung als mit Hinwendung reagiert wird [20],[6],[37]. Eine empirische Studie, die von der Autorin durchgeführt wurde [6], in der 34 Pflegekräfte aus der stationären Altenpflege in Deutschenland befragt wurden, ergab, dass die größte wahrnehmbare Herausforderung in den Teams die ständig steigenden Arbeitsanforderungen sind. Als Reaktion darauf und auf die stark reglementierten Arbeitsabläufe werden die Diversitäten im Teamgeschehen ausgeblendet sowie Diskurse darüber vermieden. Man kann also von einer Entkulturalisierung in dem Sinne sprechen, dass keine Auseinandersetzung mit der kulturell diversen Struktur stattfindet. Vielmehr wird eine Anpassung an bestehende Strukturen gefordert. Dazu wurden zwei Strategien identifiziert, derer sich die Teams bedienen: die Anpassungsstrategie und die Gleichbehandlungsstrategie. Bei der Anpassungsstrategie ist für die kulturellen Besonderheiten des Einzelnen im Teamgeschehen kein Platz. Kultur wird als Privatsache wahrgenommen. Dies ist vor allem eine Anforderung an die neuen, als kulturell fremd wahrgenommenen Mitarbeitenden. Interessanterweise forderten dies vor allem auch die Beschäftigten mit Migrationshintergrund, die bereits Teil des Teams sind, von anderen, neuen Teammitgliedern mit Migrationshintergrund. Wenn diese Anpassung gelingt, dann reagiert das bestehende Team mit der Gleichbehandlungsstrategie. Das bedeutet, die kulturellen Unterschiede werden von den Teams ausgeblendet und sind wenig bewusst. Diese „Wir sind alle gleich"-Politik scheint von den Organisationen teils unterstützt zu werden, indem beispielsweise Menschen, die als kulturell konflikthaft wahrgenommen werden könnten, nicht mehr eingestellt werden. Das betrifft z. B. türkischstämmige Frauen mit Kopftuch. Die Gleichbehandlungsstrategie führt unweigerlich zu einer Benachteiligung mancher Beschäftigter, z. B. von solchen mit schlechter Kommunikationsfähigkeit, da sie sich im Teamgeschehen nicht gleichberechtigt einbringen können. Demzufolge können die Entkulturalisierungsstrategien bewusst oder unbewusst auch als Machtstrategien eingesetzt werden.

Die Teams nutzen Entkulturalisierungsstrategien, die dazu dienen können, kulturelle Unterschiede zu neutralisieren, einer Überforderung der Teams entgegenzuwirken und Machtstrukturen zu festigen.

Das führt im Ergebnis zu einer konsequenten Vermeidung, sich mit kulturell diversen Strukturen und daraus entstehenden Herausforderungen und Chancen auseinanderzusetzen. Denn auch die Chancen können bei fehlender managerialer und organisationaler Steuerung nicht genutzt werden. Forschungen aus anderen Wirtschaftszweigen legen nahe, dass heterogene Gruppen aufgrund ihres unterschiedlichen Wissens mehr Potenziale bieten. Um diese zu nutzen, bedarf es aber einer bewussten Steuerung durch das Management. Dies ist sowohl mit zusätzlichem Aufwand als auch mit Zeit verbunden [6].

12.5 Fazit für die Praxis

Das Gesundheits- und Pflegewesen ist auf den Einsatz von Menschen mit Migrations-hintergrund angewiesen. Dabei ist zu bedenken, dass der Einsatz von Menschen mit Migrationshintergrund auch Herausforderungen bergen kann, insbesondere dann, wenn sie eine fachspezifische Ausbildung im Ausland erworben haben; darauf weisen empirische Ergebnisse hin. Die interkulturelle Zusammensetzung einfach hinzunehmen, nach dem Motto „Wird schon gut gehen", kann unter den gegebenen Rahmenbedingungen wie dem Fachkräftemangel, den Rekrutierungsbemühungen und der steigenden Diversität in der Gesellschaft nicht zielführend sein. Vorhandene Forschungsarbeiten zeigen, dass interkulturelle Zusammenarbeit anfällig ist für Schwierigkeiten, die nicht nur die Zusammenarbeit und die Teamentwicklung betreffen, sondern sich auch auf die Pflegequalität auswirken können.

Multikulturelle Teams sind keine Selbstläufer und anfällig für Schwierigkeiten.

Es sind weitere empirische Studien nötig, die z. B. Aufschluss über die Dynamiken in diesen Teams geben sowie verlässliche Daten liefern, die professionsgerechte Entscheidungen zulassen. Denn für das Management scheint es durchaus wichtig zu sein zu wissen, wie viele Angestellte mit Migrationshintergrund wo arbeiten. Insbesondere das Management der Einrichtungen muss sich darüber bewusst sein, dass multikulturelle Teams keine Selbstläufer sind und ein spezielles Management benötigen, welches die Herausforderungen im Blick hat und diese beantwortet.

Literatur

[1]   Destatis Statistisches Bundesamt. Jede vierte Person in Deutschland hatte 2018 einen Migrationshintergrund. Pressemitteilung Nr. 314 vom 21. August 2019. https://www.destatis.de/DE/Presse/Pressemitteilungen/2019/08/PD19_314_12511.html. [letzter Zugriff: 30.09.2019].
[2]   Habermann M, Schenk L. Brauchen wir eine migrationssensitive Pflegeberichterstattung? Problemstellungen und Ergebnisse eines Expertenworkshops. In: Beauftragte der Bundesregierung für Migration, Flüchtlinge und Integration, Hrsg. Migrationssensible Datenerhebung für Gesundheits- und Pflegeberichterstattung Dokumentation. Berlin: Westkreuz-Druckerei Ahrens; 2010: 83–93.
[3]   Prognos AG, Hrsg. Kurzstudie – Ausländische Beschäftigte im Gesundheitswesen nach Herkunftsländern. 2015. https://www.bmg.bund.de/fileadmin/Dateien/Downloads/A/Asylsuchende/Bericht_Auslaendische_Beschaeftigte_Versand.pdf. [letzter Zugriff: 30.09.2019].
[4]   BMG – Bundesministerium für Gesundheit, Hrsg. Abschlussbericht zur Studie Wirkungen des Pflegeweiterentwicklungsgesetzes". Berlin: Druckerei im Bundesministerium für Arbeit und Soziales; 2011.
[5]   Senatorin für Arbeit, Frauen, Gesundheit, Jugend und Soziales, Referat für Pflege, Ärztliche Angelegenheiten, Infektionsschutz, Gesundheitsberufe, Frauengesundheit, Gesundheitswirtschaft, Hrsg. Bericht – Situation und Perspektiven der Pflege in Bremen und Bremerhaven

2009. 2009. http://www.gesundheit.bremen.de/sixcms/media.php/13/21120%202009%20
06%2012%20Bericht%20gesamt.pdf [letzter Zugriff: 30.09.2019].
[6]   Stagge M. Multikulturelle Teams in der Altenpflege. Heidelberg: Springer VS; 2016.
[7]   Slotala L. Anerkennung ausländischer Bildungsabschlüsse in Deutschland. Pflege.
      2016;29:281–288.
[8]   Ministerium für Kultus, Jugend und Sport Baden-Württemberg. Neue Pflegeausbildung nimmt
      Potenziale von Migranten in den Blick. Pressemitteilung vom 09.06.2014. https://www.baden-
      wuerttemberg.de/de/service/presse/pressemitteilung/pid/neue-pflegeausbildung-nimmt-po-
      tenziale-von-migrantinnen-und-migranten-in-den-blick/ [letzter Zugriff: 30.09.2019].
[9]   BA – Bundesagentur für Arbeit. Fachkräfte für Deutschland. http://www.triple-win-pfle-
      gekraefte.de/ [letzter Zugriff: 30.09.2019].
[10] Gladis S, Kowoll M, Schröder J. Versorgungssituation älterer Menschen mit Migrationshinter-
      grund in der Pflege (VäMP). Eine Studie im Auftrag des Ministeriums für Arbeit und Sozial-
      ordnung. Familien, Frauen und Senioren Baden-Württemberg, mit Unterstützung der Robert-
      Bosch-Stiftung. Abschlussbericht, Baden-Württemberg. https://www.baden-wuerttemberg.
      de/fileadmin/redaktion/dateien/Remote/sm/abschlussbericht_vaemp_kd.pdf [letzter Zugriff:
      30.09.2019].
[11] Yi M, Jezewski MA. Korean nurses' adjustment to hospitals in the United States of America. J
      Adv Nurs. 2000;32:721–729.
[12] Kawi J, Xu Y. Facilitators and barriers to adjustment of international nurses: An integrative re-
      view. Int Nurs Rev. 2009;56:174–183.
[13] Zulauf M, Campling J. Migrant women professionals in the European Union. Basingstoke: Pal-
      grave; 2001.
[14] Magnusdottir H. Overcoming strangeness and communication barriers: A phenomenological
      study of becoming a foreign nurse. Int Nurs Rev. 2005;52:263–269.
[15] Tregunno D, Peters S, Campbell HG S. International nurse migration: U-turn for safe workplace
      transition. Nurs Inq. 2009;16:182–190.
[16] Zhou Y, Windsor C, Theobald K, Coyer F. The concept of difference and the experience of china-
      educated nurses working in Australia: A symbolic interactionist exploration. Int J Nurs Stud.
      2011;48:1420–1428.
[17] Etowa JB, Sethi S, Thompson-Isherwood R. The substantive theory of surviving on the margin of
      a profession. Nurs Sci. Q 2009;22:174–181.
[18] Wilson DW. From their own voices: The lived experience of African American registered nurses. J
      Transcult Nurs. 2007;18:142–149.
[19] Madler Mucciolo L. Multikulturelle Zusammenarbeit in der Pflegepraxis. Pflege. 1993;6:13–21.
[20] O'Brien T, Ackroyd S. Understanding the recruitment and retention of overseas nurses:
      Realist case study research in National Health Service hospitals in the UK. Nursing Inquiry.
      2012;19:39–50.
[21] Alexis O, Vydelingum V, Robbins I. Engaging with a new reality: Experiences of overseas
      minority ethnic nurses in the NHS. J Clin Nurs. 2007;16:2221–2228.
[22] Xu Y. Strangers in strange lands: A metasynthesis of lived experiences of immigrant Asian
      nurses working in western countries. ANS Adv Nurs Sci. 2007;30:246–265.
[23] Nichols J, Campbell J. Experiences of overseas nurses recruited to the NHS. J Nurs Manag.
      2010;17:30–35.
[24] Likupe G. Experiences of African nurses in the UK National Health Service: A literature review. J
      Clin Nurs. 2006;15:1213–1220.
[25] O'Brien T. Overseas nurses in the National Health Service: A process of deskilling. J Clin Nurs.
      2007;16:2229–2236.

[26] Dicicco-Bloom B. The racial and gendered experiences of immigrant nurses from Kerala, India. J Transcult Nurs. 2004;15:26–33.

[27] Winkelmann-Gleed A, Seeley J. Strangers in a British world? Integration of international nurses. Br J Nurs. 2005;14:954–961.

[28] Dreachslin JL, Hunt PL, Sprainer E. Workforce diversity: Implications for the effectiveness of health care delivery teams. Soc Sci Med. 2000;50:1403–1414.

[29] Pütz R, Kontos M, Larsen C, Rand S, Ruokonen-Engler M-K. Betriebliche Integration von Pflegefachkräften aus dem Ausland. Innenansichten zu Herausforderungen globalisierter Arbeitsmärkte, Study 416. Düsseldorf: Hans-Böckler-Stiftung; 2019.

[30] Rand S, Larsen C. Herausforderungen und Gestaltung betrieblicher Integration von Pflegefach-kräften aus dem Ausland. Einblicke aus der Krankenhauspraxis, Working Paper Forschungsför-derung 114. Düsseldorf: Hans-Böckler-Stiftung; 2019.

[31] Habermann M, Cramer H. Migration von Health professionals und Patientensicherheit. In: Kirch W, Hrsg. Prävention und Versorgung. Stuttgart: Thieme; 2012: 622–633.

[32] Allan H. Mentoring overseas nurses: Barriers to effective and non-discriminatory mentoring practices. Nurs Ethics. 2010;17:603–613.

[33] Ford J, Gätschenberger G. Chances and potentials of multicultural teams. Occupational in-tegration of foreign nurses. Pflege Aktuell 1995;49:252–256.

[34] Friebe J. Migrantinnen und Migranten in der Altenpflege eine Handreichung für Bildung und Praxis in der Altenpflege. Bonn: Lokay Druck; 2006.

[35] Seidl E, Walter I. Multikulturalität im Krankenhaus aus der Sicht der Pflegepersonen. In: Schnepp W, Hrsg. Multikulturalität in Pflege und Gesellschaft. Wien: Böhlau; 2010: 13–83.

[36] BDÜ – Bundesverband der Übersetzer und Dolmetscher e. V. Dolmetschen im Gesundheits-wesen – Ein Leitfaden. Berlin: BDÜ; 2017. https://www.bdue.de/fileadmin/files/PDF/Publika-tionen/BDUe_Gesundheitswesen.pdf [letzter Zugriff: 06.08.2018].

[37] Mucciolo-Madler L. Multikulturelle Zusammenarbeit in der Pflegepraxis. In: Zielke-Nadkarni A. Hrsg. Pflege im kulturellen Kontext: Positionen, Forschungsergebnisse, Praxiserfahrungen. Bern: Huber; 2003: 187–207.

Sonja Owusu-Boakye, Christian Banse, Maximiliane Jansky,
Friedemann Nauck

13 Hospiz- und Palliativversorgung für Menschen mit Migrationshintergrund

13.1 Einleitung

Palliativversorgung, die neben ärztlichen und pflegerischen Maßnahmen auch die Arbeit anderer Berufsgruppen aus der sozialen Arbeit, Psychologie, Seelsorge oder Physiotherapie umfasst, soll die Lebensqualität schwerkranker Menschen verbessern. Sie kann sowohl im Rahmen einer allgemeinen Versorgung durch Hausarztpraxen, Pflegedienste oder Pflegeheime als auch bei hoher und komplexer Belastung durch besonders spezialisierte Versorger/-innen in Hospizen, auf Palliativstationen, durch Palliativdienste in Krankenhäusern oder durch Teams der Spezialisierten Ambulanten Palliativversorgung (SAPV) geleistet werden.

Menschen mit nicht heilbaren fortschreitenden Erkrankungen befinden sich in einer vulnerablen Situation: Zu der durch Krankheitssymptome eingeschränkten Lebensqualität kommen psychosoziale Belastungen durch die jeweilige Krankheit. Erkrankungen wie eine unheilbare Krebserkrankung bedeuten für Betroffene und ihre Angehörigen zahlreiche Verlusterfahrungen [1], etwa durch die abnehmende Mobilität, den Verlust der bisherigen sozialen Rollen sowie die Einbuße von Selbständigkeit und Autonomie.

Schwerkranke Patientinnen und Patienten mit Migrationshintergrund werden darüber hinaus mit spezifischen Herausforderungen konfrontiert. Demographische und sozioökonomische mit der Migration verwobene Aspekte [2] verändern die sozialen Bedingungen der medizinischen Versorgung [3]. So können vor allem ältere Menschen mit Migrationshintergrund einer kumulativen Benachteiligung durch Arbeitsbedingungen, Wohnumfeld, migrationsbedingte Familientrennung und Diskriminierungserfahrungen unterliegen [4],[5]. Diese besonderen Bedingungen führen zu Versorgungssituationen, die für alle Beteiligten eine Herausforderung sein können, wenn sie nicht ausreichend berücksichtigt und reflektiert werden [6].

13.2 Forschungsstand: Migrationsspezifische Aspekte in der Palliativversorgung

In welcher Weise Migration bzw. der Migrationshintergrund die Palliativversorgung beeinflusst, ist Gegenstand einiger Studien, die überwiegend den Versorgungszugang thematisieren. Internationale Untersuchungen zeigen, dass Patientinnen und Patien-

https://doi.org/10.1515/9783110563375-013

ten, die einer ethnischen Minderheit angehören, seltener spezialisierte Palliativversorgung in Anspruch nehmen und von ihren Primärversorger/-innen spät im Krankheitsverlauf überwiesen werden [7],[8],[9],[10],[11]. Die wenigen deutschen Studien zur Palliativversorgung von Menschen mit Migrationshintergrund [12],[13],[14],[15] geben erste Hinweise, dass Palliativversorgung für Menschen mit Migrationshintergrund etwa aufgrund fehlenden Wissens über das medizinische Angebot und mangelnder gemeinsamer Sprache schwerer zugänglich ist [12],[15]. Zu den alle Palliativpatientinnen und -patienten betreffenden Versorgungsaspekten kommen Migrationsspezifika wie die Sehnsucht nach dem Herkunftsland bei gleichzeitiger Verbundenheit mit Deutschland im Sinne einer Erfahrung „doppelter Heimat" [14].

13.3 Studienziel und -design

In unserer von der Deutschen Krebshilfe geförderten Untersuchung *Palliative Versorgung für Menschen mit Migrationshintergrund – eine qualitative Studie in Deutschland* wurden narrative Interviews mit Patientinnen und Patienten mit Migrationshintergrund und einer fortgeschrittenen Krebserkrankung, ihren Angehörigen sowie Versorger/-innen geführt. Ziel war es, die Versorgungssituation und die Bedürfnisse der Erkrankten und Angehörigen aus deren Perspektive zu verstehen und mögliche Barrieren für eine angemessene Palliativversorgung zu erkennen. Im Sinne der interpretativen Methode der Grounded Theory, mit der wir die Daten ausgewertet haben, konnten wir Variationen an unterschiedlichen Bedingungen, die Einfluss auf die Versorgungssituation hatten, berücksichtigen. Die interviewten Patientinnen und Patienten sowie Angehörigen waren dementsprechend eine in ihrem Migrationshintergrund, im Alter und im sozialen Status heterogene Gruppe. Das Sample bestand aus 21 Patientinnen und Patienten (12 Frauen, 9 Männern; 28–79 Jahre alt) und 7 Angehörigen (1 Mann, 6 Frauen; 29–50 Jahre alt) aus der ehemaligen Sowjetunion, Türkei, Syrien, Pakistan, Polen, Albanien, Kosovo und Iran. Außerdem wurden 21 Versorger/-innen (Ärztinnen und Ärzte, Pflegende, Psychoonkologinnen und -onkologen aus der allgemeinen und der spezialisierten Hospiz- und Palliativversorgung) und 7 Schnittstellenakteure (Sozialarbeiter/-innen und Sprachmittler/-innen) interviewt. In der Regel wurde der Kontakt über die behandelnden Ärztinnen und Ärzte hergestellt.

13.4 Das Erleben von Patientinnen und Patienten sowie von Angehörigen

Wie migrationsspezifische Aspekte für die Versorgung relevant werden können, wird im Folgenden anhand dreier Beispiele aus der Studie illustriert.

Fallbeispiel

Patient: Herr Schirkow*, 79 Jahre

Herr Schirkow ist nach der Flucht aus der UdSSR über Wien in Deutschland als antisemitisch Verfolgter aufgenommen worden. Seine Biographie ist durch viele politische Umbrüche und Umzüge gekennzeichnet, die sich auf sein Erleben als älterer Mensch mit Migrationsbiographie auswirken.

Herr Schirkow wird Ende der 1930er in einer jüdischen Familie in der Sowjetunion geboren. Er erlebt als kleines Kind den Zweiten Weltkrieg und die Bedrohung durch die Nationalsozialisten. Nach dem Krieg wird er zunächst Elektriker, heiratet, und seine Tochter wird geboren. Später studiert er Zahnmedizin und arbeitet auch nach seiner späteren Ausreise als Zahnarzt. Er ist wie viele seiner Freunde an Kulturthemen wie Literatur und Filmen interessiert. Seine Tochter, die nach der Trennung von seiner Frau bei ihm lebt, verstirbt mit 13 Jahren an Krebs. Im Laufe des Gesprächs wird deutlich, dass Herr Schirkow Schwierigkeiten hat, über den Tod seiner ersten Tochter zu sprechen, den er als Trauma bezeichnet.

Aus Angst vor Verfolgung als Jude in der Sowjetunion beantragt Herr Schirkow die Ausreise. Er fühlt sich zu diesem Schritt gezwungen, obwohl er sich als Russe fühlt. Seine mit ihm ausgereiste Mutter stirbt kurz nach der Ankunft in Wien. Er zieht 1982 nach Deutschland, heiratet erneut und wird Vater einer zweiten, inzwischen in Frankreich lebenden Tochter. Seine zweite Frau kommt ebenfalls aus der Sowjetunion.

Mitte 2016 wird bei Herrn Schirkow Darmkrebs diagnostiziert, was ihn erschüttert. Er ist Atheist und glaubt nicht an das Leben nach dem Tod. Mit der medizinischen Versorgung in Deutschland ist Herr Schirkow zufrieden. Probleme mit dem medizinischen Personal, die in seiner Erzählung immer wieder anklingen, rechnet er seinem eigenen schlechten Charakter zu. Mit der Krankenkasse und den Rechnungen haben er und seine Frau Probleme, sie verstehen nicht, warum bestimmte Leistungen nicht von der Krankenkasse übernommen werden.

Seine in Prag und Frankreich lebenden russischen Freunde sind Gesprächspartner, mit denen er auch über den Krebs spricht, doch durch die Entfernung fühlt er sich isoliert. Seine russische Herkunft und Kultur sind Herrn Schirkow sehr wichtig. Auch das Rauchen spielt für seine Lebensqualität eine zentrale Rolle. Den Besuch einer Pflegekraft, die ihm Medikamente stellt, lehnt er ab, sucht aber Unterstützung beim Umgang mit der Krankenkasse. Immer wieder wird im Interview deutlich, wie wichtig Selbstbestimmung für Herrn Schirkow ist.

*Die im Text verwendeten Namen sind Pseudonyme, die die Namen der interviewten Personen ersetzen, um die Identifizierung der Betroffenen auszuschließen oder zumindest zu erschweren.

13.5 Migration als kritisches Lebensereignis

Das Fallbeispiel verdeutlicht eine Herausforderung vieler Menschen mit Migrationsgeschichte: das Migrationserlebnis in die eigene Lebensgeschichte zu integrieren
[16],[2]. Die Migration kann als Bruch in der Biographie erlebt werden und mit Verlust
der Familie, des sozialen Umfelds, des Berufs und des ökonomischen und sozialen
Status einhergehen [2]. Einen solchen Statusverlust kann auch die Diagnose einer
Krebserkrankung auslösen. Man erlebt als kranker Mensch ein „Leben am Rande"
[17]. Zu Beginn ihrer biographischen Erzählung heben die Interviewten oft eine gute
berufliche Ausbildung oder soziale Herkunft hervor, was als Legitimationsversuch
des Aufenthalts in Deutschland gedeutet werden kann. Die Rollenänderung durch die
schwere Erkrankung und die damit eingehende gefährdete Erfüllung selbstgestellter
Aufgaben und Ziele stellt diese Legitimation in Frage. So wiederholt Herr Schirkow
im Interview oft, dass er Zahnarzt war und diesen Beruf auch nach der Migration
ausgeübt hat, und betont so seinen sozialen Status. Besonders in der letzten Lebensphase können Erinnerungen an das Herkunftsland, der Wunsch nach Rückkehr, aber
auch traumatische Erfahrungen präsent werden [18].

Biographische Arbeit spielt in der Palliativversorgung insbesondere bei älteren Menschen eine wichtige Rolle. Um die Integration von biographischen Ereignissen im Rahmen des Sterbeprozesses zu
fördern, müssen migrationsspezifische Aspekte und deren besonderer Charakter beachtet werden. Es
kann bei den Erzählungen zu Umdeutungen kommen [2], die auf traumatische Erfahrungen hinweisen
können.

Die Chronologie von Herrn Schirkows Lebensgeschichte ist an vielen Stellen unklar;
seine Schilderungen sind teilweise inkonsistent. Möglicherweise beeinträchtigt seine
beginnende Demenz seine Erinnerungen. Deutlich wird, dass Herr Schirkow zu seiner
Migration und seinem Herkunftsort eine ambivalente Beziehung hat. Obwohl er dort
Diskriminierung und Repression erlitten hat, fühlt er sich als Russe, die russische
Sprache ist für ihn ein wichtiger Bestandteil seiner Identität. Russland ist für ihn ein
„Sehnsuchtsort", eine reale Rückkehr steht aber nicht zur Debatte.

Fallbeispiel
Angehörige: Frau Dilan, 45 Jahre
*Frau Dilan, die als Kind aus der Türkei migriert ist, wurde im Rahmen der Studie als Angehörige inter-
viewt. Ihr Vater ist an Krebs verstorben, ihre Mutter ist ebenfalls unheilbar an Brustkrebs erkrankt. Sie
litt vor einigen Jahren selbst an einer Krebserkrankung und ist zurzeit in Remission.*
Frau Dilans Vater kommt im Zuge der Gastarbeiteranwerbung nach Deutschland. Hier lebt er viele Jahre getrennt von der Familie, bis diese nachzieht. Frau Dilans Eltern planen zu Beginn nicht, langfristig
in Deutschland zu leben. Sie kaufen sich in ihrem Heimatdorf in der Türkei ein kleines Haus und leben
nach der Rente abwechselnd dort und in Deutschland. Frau Dilan übernimmt die Geschäftsleitung des
elterlichen Unternehmens in Deutschland.

Frau Dilan erkrankt an Brustkrebs. Kurz darauf erfährt die Familie, dass der Vater unheilbar an Darmkrebs erkrankt ist, mit Metastasen in den Knochen, der Bauchspeicheldrüse und der Lunge. Als die Krankheit fortschreitet, kann er keine Nahrung mehr zu sich nehmen und übergibt sich oft. Die Familie hat Angst, dass er vor ihren Augen verhungert. Auch sein Sprachvermögen verändert sich, er spricht Kurdisch statt wie sonst Türkisch. In der Hoffnung, Übelkeit und Appetitlosigkeit in den Griff zu bekommen, beginnt die Familie eine Odyssee durch verschiedene Krankenhäuser. Frau Dilan tritt trotz ihrer eigenen Erkrankung und Krebsbehandlung im Behandlungsverlauf als „Anwältin" ihrer Eltern auf in der Überzeugung, dass ohne ihre Anwesenheit die Versorgung „nicht laufen" würde. Die Pflege und Begleitung übernehmen Frau Dilan und ihre Geschwister ohne einen ambulanten Pflegedienst. Der physische Abbau des Vaters ist für Frau Dilan schwer zu ertragen. Sie verweist im Interview immer wieder auf ihre psychisch instabile Konstitution in dieser Zeit. Immer wieder ruft die Familie in Krisensituationen den Notarzt. Nach weiteren Krankenhausaufenthalten kommt der Vater schließlich auf eine Palliativstation, was Frau Dilan als „die Rettung" für die Familie empfindet. Bis ein Arzt sie auf das Angebot der Palliativmedizin aufmerksam macht, hat sie diesen Begriff noch nie gehört. Der Vater wird in seinen letzten Wochen palliativmedizinisch begleitet. Er verstirbt nach sieben Jahren familiärer Pflege.

13.6 Die individuelle Lebensgeschichte

Wie für Herrn Schirkow spielt auch für Frau Dilans Eltern die tatsächliche oder sehnsuchtsvolle Verbindung zum Herkunftsland eine große Rolle. Sie hatten wie viele migrierte Menschen keine langfristige Migration nach Deutschland geplant. Auch wenn die Rückkehr ins Herkunftsland mit zunehmendem Alter, familiärer Einbindung in Deutschland und Entfremdung vom Herkunftskontext unrealistischer wird [19], ist die Option der (zeitweiligen) Rückkehr für viele ältere Zugewanderte ein fester Orientierungsrahmen [20].

Die „doppelte Heimat" [14] wird oft als Pendelmigration ausgelebt. Durch die schwere Erkrankung des Vaters müssen Frau Dilans Eltern ihre Rückkehrpläne aufgeben, da sie sich bewusst sind, dass ihre Versorgung in der Türkei nicht so gut wie in Deutschland wäre. Die durch die schwere, unheilbare Erkrankung ausgelöste vorweggenommene Trauer wird um die Dimension des endgültigen Verlusts der „Heimat" erweitert. Einige schwer erkrankte Menschen mit Migrationsgeschichte möchten trotz medizinischen Risikos „um jeden Preis" in ihr Heimatland zurückkehren. In den Interviews mit Versorger/-innen in der Hospiz- und Palliativversorgung wird deutlich, dass dies im Konflikt mit dem Fürsorgeprinzip der Palliativversorger/-innen steht, wenn die Versorgung der Patientinnen und Patienten auf der Reise und in deren Herkunftsland nach ihrer Auffassung nicht adäquat gewährleistet werden kann. Neben dieser ethischen Frage sind auch eine Vielzahl formal-rechtlicher Vorgaben zu beachten, etwa die Haftung im Falle einer durch die Erkrankung der Patientinnen und Patienten unterbrochenen Flugreise oder die Versorgung der Erkrankten mit Betäubungsmitteln im Herkunftsland.

Die Prägung der Biographie durch die Migrationsgeschichte kann immer nur individuell in Auseinandersetzung mit den Patientinnen und Patienten nachvollzogen werden. Dabei darf die Lebensgeschichte nicht auf das Migrationsereignis reduziert werden. Die Erfahrungen aus dem Herkunftsland, der Migrationsprozess selbst und das Leben im Zielland müssen als Ganzes gesehen werden, um eine aktuelle Verarbeitung zu ermöglichen.

13.7 Familiale Einbindung und soziale Netzwerke

Frau Dilans Erzählung macht deutlich, wie überfordernd eine schwere unheilbare Erkrankung für die Familie sein kann. Herr Schirkow wiederum verfügt über kein Familiennetzwerk, das die Versorgung leisten könnte. Die Anzahl von älteren alleinstehenden Migrierten wird vermutlich eher zunehmen, da sich auch in der migrantischen Bevölkerung Familienmuster verändern [4].

Auch wenn häufig vermutet wird, dass sich im Falle einer schweren Erkrankung die „Großfamilie" oder die „Community" um Menschen mit Migrationsbiographie kümmert [12], kann weder davon ausgegangen werden, dass die Familie tatsächlich eine solche Unterstützung leisten kann, noch, dass die Patientinnen und Patienten überhaupt über ein familiäres Netz verfügen.

Angehörige vertreten oft als „Anwälte" der Erkrankten deren Belange und versuchen, eine adäquate Behandlung zu erwirken und zwischen ihnen und den Behandelnden zu vermitteln [21]. Kinder von Zugewanderten der ersten Generation wie Frau Dilan, deren Eltern geringe Deutschkenntnisse haben, übernehmen diese Rolle oft über die Erkrankung hinaus (*„Also ich bin sozusagen die Mama von meiner Mama und meinem Papa gewesen"*). Daher hat ihre eigene Brustkrebserkrankung den Eltern viel Angst gemacht. Obwohl in der Literatur die „Community" als wichtiger Unterstützungsfaktor für migrantische Patientinnen und Patienten genannt wird [22], greifen weder Frau Dilan noch Herr Schirkow auf migrantische Netzwerke zurück. Auch von den anderen Patientinnen und Patienten in der Studie wird die „Community", wenn überhaupt, eher negativ beschrieben, weil Stigmatisierungen der Erkrankung erlebt oder befürchtet werden.

13.8 Sprache, Verständigung und Orientierung im Gesundheitswesen

Frau Dilan übersetzt im Rahmen der Behandlung für ihre Eltern. Auch wenn einige Erkrankte mit Migrationshintergrund eine Übersetzung durch Familienmitglieder bevorzugen, stellt diese Situation für die übersetzenden Angehörigen eine starke emotionale Belastung und oft auch Überforderung dar [23]. Obwohl diese Situation von

Angehörigen und Versorger/-innen gleichermaßen als unbefriedigend erlebt wird, werden selten professionelle Dolmetscher/-innen eingesetzt [24]. Einige Studienteilnehmer/-innen betonen die Wichtigkeit einer gemeinsamen Sprache, um im Rahmen der Behandlung und Begleitung ernstgenommen zu werden. Wird die Aufklärung über die Erkrankung und Behandlung nicht an die Voraussetzungen wie Sprachkenntnis, Gesundheitswissen und Bildungsstand sowie an die Bedürfnisse der Patientinnen und Patienten angepasst, wird letztlich deren informierte Entscheidung eingeschränkt [25],[26].

Gerade, wenn in der Palliativversorgung Entscheidungen über mögliche Therapiezieländerungen und für die letzte Lebensphase getroffen werden müssen, ist eine angemessene Aufklärung, die neben der Sprache auch das Gesundheitswissen der Patientinnen und Patienten beachtet, von fundamentaler Bedeutung. Sprache ist also ein wichtiger Schlüssel zur Patientenautonomie und gesundheitlichen Gleichbehandlung.

Patientinnen und Patienten mit Migrationshintergrund haben aufgrund von Sprachbarrieren, aber auch wegen eines geringeren Wissens über die Strukturen und Angebote des Gesundheitswesens oftmals Probleme, sich im medizinischen System zu orientieren. Die Folge unzureichender Unterstützung, wie etwa bei Frau Dilans Eltern, sind häufigere Krankenhauseinweisungen in Krisensituationen. Die Möglichkeiten der Hospiz- und Palliativversorgung sind der Familie bis zur Aufnahme des Vaters auf die Palliativstation unbekannt. In der Begleitung der Mutter nehmen sie diese Hilfe nun früher in Anspruch:

„Hätten wir das mit der Palliativmedizin damals gewusst, hätten wir das bei meinem Vater auch so gemacht damals, wir haben die Pflege in der Familie gemacht und wären beinahe daran zu Grunde gegangen.“

Auch unter Menschen ohne Zuwanderungsgeschichte erlangt die Hospiz- und Palliativversorgung erst in den letzten Jahren größere Bekanntheit [27],[28]. Obwohl Frau Dilan und Herr Schirkow großes Vertrauen in die Medizin in Deutschland haben, gerade auch im Vergleich zu ihrem Herkunftsland [26], fühlen sie sich zum Teil nicht wahrgenommen oder sogar ungerecht behandelt.

Fallbeispiel
Patientin mit befristetem Aufenthaltsstatus: Frau Mani, 49 Jahre
Frau Mani ist mit ihrer Familie 2015 aus Syrien nach Deutschland geflüchtet. Ihre Migration hat zu einer dauerhaft prekären Lebenssituation geführt.
Frau Mani und ihre Familie sind in Syrien sehr wohlhabend gewesen, heute lebt sie mit ihren zwei Kindern und ihrem Ehemann in einem Wohnheim für Geflüchtete. Als Akademikerin hat sie in verschiedenen Wirtschaftssektoren in Syrien und im Ausland gearbeitet und spricht fließend Englisch. Ihre Diagnose „Inkurabler Darmkrebs“ hat Frau Mani bei der Arbeit lange geheim gehalten, weil sie das Ende ihrer Tätigkeit in einer Führungsposition befürchtete. Als es ihr aufgrund ihrer Erkrankung

zunehmend schlechter geht, gibt sie ihre Arbeit auf. Im Bürgerkrieg bricht das Gesundheitssystem zusammen, und immer mehr Mediziner/-innen flüchten ins Ausland. Eine Versorgung ist nur noch im Rahmen von Privatpraxen möglich, die Medikamente müssen auf dem Schwarzmarkt besorgt werden, wofür die Familie ihr Eigentum verkauft. Frau Mani und ihre Familie fliehen schließlich per Flugzeug nach Deutschland, um überhaupt eine Behandlung für Frau Mani zu gewährleisten.

Ihrer Meinung nach entscheidet eine gemeinsame Sprache in Deutschland darüber, wie man im Gesundheitssystem als Patientin behandelt wird. Wichtig sei auch eine „offene Haltung" anderer Menschen gegenüber, die ihr den Kontakt zu dem medizinischen Personal erleichtert. Zudem kann sie ihre Kenntnis anderer Gesundheitssysteme auf das deutsche System übertragen. Sie ist dankbar, in Deutschland weiterbehandelt zu werden, mit ihrer Versorgung ist sie sehr zufrieden. In Syrien wäre sie vermutlich schon an ihrer Krankheit gestorben.

Frau Mani und ihre Familie besuchen derzeit einen Deutschkurs. Etwas zu tun zu haben tut ihr gut, sonst muss sie zu sehr darüber nachdenken, was mit ihrer Familie passiert, wenn sie verstirbt. Gegenüber ihren Kindern versucht sie die Ernsthaftigkeit ihrer Krankheit zu verheimlichen, nur mit ihrem Ehemann spricht sie über ihre Sorgen. Sie wünscht sich professionelle psychotherapeutische Hilfe. In der kleinen Zweizimmerwohnung hat Frau Mani keinen Raum für sich und ihre Krankheit. Der stetige Durchfall und die Blähungen sind ihr gegenüber anderen Menschen unangenehm. Obwohl sie sich die Miete leisten könnte, ist es schwierig, eine größere Wohnung zu finden. Wenn es die gesundheitliche und politische Situation zuließe, würde Frau Mani gerne nach Syrien zurückkehren.

13.9 Auf Unterstützung angewiesen sein

Oft führt Migration zu einer prekären Lebenssituation, die sich durch eine unheilbare und fortschreitende Erkrankung verschärfen kann. Der weitreichende Unterstützungsbedarf der Erkrankten kann die Palliativversorgung trotz sozialrechtlicher Expertise vor Herausforderungen stellen. Insbesondere bei Familien mit unklarem Aufenthaltsstatus oder bei Personen mit einem prekären Lebensumfeld müssen Angebote zur jeweiligen Lebenssituation passen. Es mangelt an ambulanter psychosozialer Betreuung, die z. B. Hausbesuche macht.

Bei Patientinnen und Patienten mit Fluchtgeschichte nehmen viele Versorger/-innen einen „Mehraufwand" wahr, der in den medizinischen Alltag kaum zu integrieren ist. Einige Mediziner/-innen reagierten auf diese Situationen, indem sie Regeln für die Versorgung aufstellten. Etwa soll ein/e Dolmetscher/-in zur Untersuchung mitgebracht und bei Nichteinhaltung von Terminen eine weitere Versorgung verweigert werden. Andere wiederum lösen solche Herausforderung mit einer zugewandten Haltung und bemühen sich, ungeachtet des Herkunftskontexts, den Patientenbedürfnissen Rechnung zu tragen.

Um die Lebensbedingungen von Menschen in prekären Lebensumständen zu unterstützen, kann ein frühzeitiger, kontinuierlicher Kontakt zu Sozialdiensten oder Tätigen aus der Migrationssozialarbeit helfen.

13.10 Fazit für die Praxis

Die Erzählungen der von uns interviewten Erkrankten und Angehörigen thematisieren Probleme, die Patientinnen und Patienten unabhängig vom Migrationsstatus betreffen können. Deutlich wird jedoch, dass der Migrationshintergrund Einfluss auf die Behandlungssituation hat. Zusammen mit den prekären Erfahrungen im Zusammenhang einer schweren und unheilbaren Erkrankung kann der Migrationshintergrund zusätzlich als ausgrenzender Faktor wirken und auf eine weitere existentielle Weise das Erleben der Betroffenen beeinflussen.

Um Krisen nicht zu manifestieren oder eskalieren zu lassen, ist ein migrationssensibles Vorgehen in der Versorgung von Menschen mit Migrationshintergrund wichtig. Die Palliativmedizin mit ihrem ganzheitlichen Ansatz schafft Bedingungen, sich der individuellen Perspektive anzunehmen und mögliche, auch biographische Krisen aufzudecken. Dabei sollte beachtet werden, im Versorgungsprozess Menschen mit Migrationsgeschichte nicht als eine homogene soziokulturelle Gruppe zusammenzufassen, sondern sich die individuelle Biographie zu vergegenwärtigen.

Weitere Informationen und Handlungsempfehlungen sind in der Broschüre *Palliativ- und Hospizversorgung von Menschen mit Migrationshintergrund – Aktueller Stand und Handlungsempfehlungen für Hospiz- und Palliativversorger* [29] zu finden.

Literatur

[1] Meitzler M. Soziologie der Vergänglichkeit: Zeit, Altern, Tod und Erinnern im gesellschaftlichen Kontext. Hamburg: Kovač; 2011.
[2] Rosenthal G. Brüchige Zugehörigkeiten: Wie sich Familien von „Russlanddeutschen" ihre Geschichte erzählen. Frankfurt am Main: Campus; 2011.
[3] Pfeffer S. Krankheit und Biographie: Bewältigung von chronischer Krankheit und Lebensorientierung. Wiesbaden: Springer VS; 2010.
[4] Tezcan-Güntekin, Breckenkamp J, Razum O. Pflege und Pflegeerwartungen in der Einwanderungsgesellschaft. Expertise im Auftrag der Beauftragten der Bundesregierung für Migration, Flüchtlinge und Integration. Sachverständigenrat deutscher Stiftungen für Integration und Migration (SVR). Berlin: Bonifatius; 2015.
[5] Razum O, Zeeb H, Schenk L et al. Schwerpunktbericht der Gesundheitsberichterstattung des Bundes: Migration und Gesundheit. Robert Koch-Institut (RKI) in Zusammenarbeit mit dem Statistischen Bundesamt. Berlin: RKI; 2008.
[6] Banse C. Komplexe Grenzziehungen und ungewisse Grenzdynamiken. Zur Palliativversorgung von Menschen mit Migrationshintergrund und Geflüchteten. Berliner Debatte Initial. 2018;29:84–94.
[7] Ahmed N, Bestall JC, Ahmedzai SH, Payne SA, Clark D, Noble B. Systematic review of the problems and issues of accessing specialist palliative care by patients, carers and health and social care professionals. Palliat Med. 2004;18:525–542.
[8] Stronks K. Immigrants in the Netherlands: Equal access for equal needs? J Epidemiol Commun H. 2001;55:701–707.

[9]   de Graaff FM, Francke AL, van den Muijsenbergh M, van der Geest S. „Palliative care': a con-
      tradiction in terms? A qualitative study of cancer patients with a Turkish or Moroccan back-
      ground, their relatives and care providers. BMC Palliative Care. 2010;9:19.
[10] Krakauer EL, Crenner C, Fox K. Barriers to optimum end-of-life care for minority patients. J Am
      Geriatr Soc. 2002;50:182–190.
[11] Evans N, Meñaca A, Andrew EVW et al. Appraisal of literature reviews on end-of-life care for
      minority ethnic groups in the UK and a critical comparison with policy recommendations from
      the UK end-of-life care strategy. BMC Health Serv Res 2011;11:141.
[12] Jansky M, Owusu-Boakye S, Nauck F. Palliative Versorgung von Menschen mit türkischem
      oder arabischem Migrationshintergrund in Niedersachsen: Eine Befragung spezialisierter
      Palliativversorger. Bundesgesundheitsblatt – Gesundheitsforschung – Gesundheitsschutz.
      2017;60:45–54.
[13] Henke O, Mauter D, Behzadi A et al. Schmerzen sind eher zu ertragen als das Alleinsein. Zeit-
      schrift für Palliativmedizin. 2015;16:254–263.
[14] Paal P, Bükki J. „If I had stayed back home, I would not be alive any more …" – Exploring end-of-
      life preferences in patients with migration background. PLoS ONE. 2017;12:e0175314.
[15] Henke A, Thuss-Patience P, Behzadi A, Henke O. End-of-life care for immigrants in Germany. An
      epidemiological appraisal of Berlin. PLoS ONE. 2017;12:e0182033.
[16] Fischer W. Soziale und biographische Konstitution chronischer Krankheiten. In: Lutz B, Hrsg.
      Soziologie und gesellschaftliche Entwicklung. Frankfurt am Main: Campus; 1985: 559–569.
[17] Owusu-Boakye S, Nauck F, Alt-Epping B, Marx G. Selbstbestimmung braucht Vertrauen – Ent-
      scheidungsfindung am Lebensende. In: Steinfath H, Wiesemann C, Hrsg. Autonomie und Ver-
      trauen Schlüsselbegriffe der modernen Medizin. Wiesbaden: Springer VS; 2016: 101–132.
[18] Bray Y, Goodyear-Smith F, Gott M. Transnationals' experience of dying in their adopted country:
      A systematic review. J Palliat Med. 2015;18:76–81.
[19] Schimany P, Rühl S, Kohls M. Ältere Migrantinnen und Migranten: Entwicklungen, Lebenslagen,
      Perspektiven. Forschungsbericht 18. Paderborn: Bonifatius; 2012.
[20] Strumpen S. Altern in fortwährender Migration bei älteren Türkeistämmigen. In: Baykara-
      Krumme H, Schimany P, Motel-Klingebiel A, Hrsg. Viele Welten des Alterns. Ältere Mi-
      granten im alternden Deutschland. Wiesbaden: Springer VS. Epub ahead of print 2012. doi:
      10.1007/978-3-531-19011-2.
[21] Worth A, Irshad T, Bhopal R et al. Vulnerability and access to care for South Asian Sikh and
      Muslim patients with life limiting illness in Scotland: prospective longitudinal qualitative
      study. BMJ. 2009;338:b183–b183.
[22] de Graaff FM, Mistiaen P, Devillé WL, Francke AL. Perspectives on care and communication
      involving incurably ill Turkish and Moroccan patients, relatives and professionals: a systematic
      literature review. BMC Palliat Care. 2012;11:17.
[23] Owusu-Boakye S, Banse C. Narrative Interviews mit Menschen mit Migrationshintergrund im
      palliativen Forschungskontext. Zeitschrift für Palliativmedizin. 2017;18:133–136.
[24] Baurer D, Yonek JC, Cohen AB, Restuccia JD, Hasnain-Wynia R. System-Level Factors Affecting
      Clinicians' Perceptions and Use of Interpreter Services in California Public Hospitals. J Immigr
      Minor Health. 2014;16:211–217.
[25] Pette M, Borde T, David M. Kenntnis über die Diagnose und Therapie ihrer Erkrankung bei
      deutschen und türkischstämmigen Patientinnen vor und nach einem Krankenhausaufenthalt. J
      Turk Ger Gynecol Assoc. 2004;5:330–337.
[26] Butow PN, Sze M, Dugal-Beri P et al. From inside the bubble: migrants' perceptions of commu-
      nication with the cancer team. Support Care Cancer. 2010;19:281–290.
[27] Deutscher Hospiz- und Palliativverband, Forschungsgruppe Wahlen. Sterben und Tod kein
      Tabu mehr – Die Bevölkerung fordert eine intensivere Auseinandersetzung mit diesen Themen.

Ergebnisse einer repräsentativen Bevölkerungsbefragung zum Thema „Sterben in Deutschland – Wissen und Einstellungen zum Sterben". Berlin: DHPV; 2012.

[28] Deutscher Hospiz und Palliativverband. Wissen und Einstellungen der Menschen in Deutschland zum Sterben – Ergebnisse einer repräsentativen Bevölkerungsbefragung im Auftrag des DHPV. Berlin: DHPV; 2012. https://www.dhpv.de/tl_files/public/Aktuelles/ presseerklaerungen/3_ZentraleErgebnisse_DHPVBevoelkerungsbefragung_06102017.pdf [letzter Zugriff: 13.06.2019].

[29] Jansky M, Nauck F. Palliativ- und Hospizversorgung von Menschen mit Migrationshintergrund. Aktueller Stand und Handlungsempfehlungen für Hospiz- und Palliativversorger. Göttingen: Universitätsmedizin Göttingen und Niedersächsisches Landesamt für Soziales, Jugend und Familie; 2014. http://www.palliativmedizin.med.uni-goettingen.de/ de/media/Palliativ-und_Hospizversorgung_von_Menschen _mit_ Migrationshintergrund.pdf [letzter Zugriff: 13.06.2019].

Monika Habermann, Heidrun Biedermann

14 Gesundheitsförderung von älteren Migrantinnen und Migranten

14.1 Einleitung

Ältere Zugewanderte werden in Anbetracht der Kumulation von Risikofaktoren einer vulnerablen Gruppe zugerechnet. Wie in einzelnen Abschnitten dieses Bandes schon gezeigt wurde (vgl. Kap. 2 und Kap. 3), ist die soziale und kulturelle Integration älterer Migrantinnen und Migranten aus unterschiedlichen Gründen oft nicht ausreichend und auch die ökonomische Absicherung ist häufig deutlich schlechter als die der älteren Bevölkerung ohne Migrationshintergrund. Die daraus resultierende besondere Vulnerabilität bedeutet auch verminderte Chancen für ein gesundes Altern und für ein Hinauszögern der Pflegebedürftigkeit [1],[2]. Nicht nur schon geschilderte Zugangsbarrieren zur gesundheitlichen und pflegerischen Versorgung werden wirksam (vgl. Kap. 2 und Kap. 3), sondern auch eine fehlende Partizipation an gesundheitsfördernden und präventiven Maßnahmen. Es gibt zwischenzeitlich zahlreiche Belege dafür, dass zielgruppenspezifische gesundheitsförderliche und präventive Maßnahmen in allen Bevölkerungsgruppen und Lebenslagen, so auch im Alter, wirksam sind [3],[4]. Bis ins hohe Lebensalter können entsprechende Ansätze Menschen unterstützen, Selbstständigkeit zu erhalten oder nach einer vorübergehenden Einschränkung wieder zu erlangen. Festzustellen ist jedoch, dass entsprechende Angebote für ältere Menschen generell noch fragmentarisch sind und die wissenschaftlichen Erkenntnisse zur Wirksamkeit von Gesundheitsförderung und Prävention in der gerontologischen und geriatrischen Versorgung bislang nur begrenzt umgesetzt wurden [5]. Wenn Maßnahmen zum Einsatz kommen, sind wiederum ältere Migrantinnen und Migranten selten entsprechend ihrem Anteil an der Bevölkerung einbezogen [6],[7],[8].

In diesem Beitrag sollen daher in einem ersten Abschnitt Hintergrund und Ansätze der Gesundheitsförderung vorgestellt werden. In einem weiteren Abschnitt werden einige Beispiele für Gesundheitsförderung und Prävention für ältere Zugewanderte zusammengefasst. Abschließend erfolgt eine Darstellung von Handlungsempfehlungen, die sich aus allgemeinen Erkenntnissen der Gesundheitsförderung und aus bisherigen Projekten mit Fokus auf die ältere Migrationsbevölkerung ergeben haben.

https://doi.org/10.1515/9783110563375-014

14.2 Gesundheitsförderung und Prävention: Verständnis und Konzeption

Es ist Anliegen der Weltgesundheitsorganisation (WHO), das universale Recht auf Gesundheit (vgl. www.ohchr.org/EN/UDHR/Documents/UDHR_Translations/ger.pdf) umzusetzen und in diesem Zusammenhang soziale Ungleichheiten anzugehen und Bürger/-innen und Staaten an der Entwicklung nachhaltiger Gesundheitschancen teilhaben zu lassen. Der Grundstein dafür wurde in einem von der WHO mit der Gründung etablierten umfassenden Gesundheitsbegriff gelegt. Gesundheit ist demnach nicht nur die Abwesenheit von Krankheit, sondern sie ist – so die Annäherung der WHO – ein Zustand des vollkommenen physischen, geistigen und sozialen Wohlbefindens. Dieser Konzeption entspricht ein holistischer, alle Lebensaspekte umfassenden Fokus auf die Förderung von Gesundheit, wie sie zunächst in der Charta von Alma Ata (vgl. www. euro.who.int/de/publications/policy-documents/declaration-of-alma-ata) mit Blick auf die damaligen sogenannten Entwicklungsländer etabliert wurde und in der Ottawa-Charta (vgl. www.euro.who.int/de/publications/policy-documents/ottawa-charter-for-health-promotion,-1986) für Gesundheitsziele in Ländern auch mit hohem und mittlerem Einkommen (siehe Weltbank: „low-income, middle-income, high-income countries") festgehalten und spezifiziert wurde. Den Beschränkungen einer kurativen Medizin, die erst nach einer schon bestehenden Einschränkung oder Schädigung eines Menschen wirksam wird, soll mit den Grundsätzen der Gesundheitsförderung entgegengetreten werden. Mit gesundheitsfördernden Maßnahmen können Menschen in ihren spezifischen Lebenswelten angesprochen werden und potenziell schädigende Lebensstile und Lebensumwelten reflektiert und gegebenenfalls verändert werden.

Gesundheitsförderung sieht die Betroffenen selbst und nicht die Expertinnen und Experten als wichtigste Akteure, um Gesundheitsziele zu definieren und umzusetzen. Dabei können diese Ziele – dem umfassenden Gesundheitsbegriff entsprechend – weit gesteckt sein. Initiativen zur Verkehrsberuhigung, gesundes Wohnen, Entlastung in der häuslichen Pflege von Familienangehörigen oder auch Ernährungsberatungen und Rückenschulungen können gleichermaßen als gesundheitsfördernde Maßnahmen von Betroffenen sowie Expertinnen und Experten definiert und verfolgt werden. Haltung und Zielsetzung der Gesundheitsförderung sind auf die Befähigung und Stärkung von Gruppen und Individuen gerichtet und werden mit dem Begriff „Empowerment" gekennzeichnet.

„Empowerment zielt darauf ab, dass Menschen die Fähigkeit entwickeln und verbessern, ihre soziale Lebenswelt und ihr Leben selbst zu gestalten und sich nicht gestalten zu lassen. Fachkräfte der Gesundheitsförderung sollen durch ihre Arbeit dazu beitragen, alle Bedingungen zu schaffen, die eine ‚Bemächtigung' der Betroffenen fördern und es ihnen ermöglichen, ein eigenverantwortliches und selbstbestimmtes Leben zu führen. Dies gilt für Menschen mit und ohne eingeschränkte(n) Möglichkeiten, für Erwachsene ebenso wie für Kinder. Empowerment beschreibt Prozesse von Einzelnen, Gruppen und Strukturen, die zu größerer gemeinschaftlicher Stärke und Handlungsfähigkeit führen.

Durch den Empowermentansatz sollen Personen(-gruppen) dazu ermutigt werden, ihre eigenen (vielfach verschütteten) personalen und sozialen Ressourcen sowie ihre Fähigkeiten zur Beteiligung zu nutzen, um Kontrolle über die Gestaltung der eigenen sozialen Lebenswelt (wieder) zu erobern. Die jeweiligen Rahmenbedingungen der Zielgruppe (das soziale und politische Umfeld) müssen stets mitgedacht werden, da diese das Vorhandensein und die Entwicklung von Ressourcen mitbestimmen. Die Förderung von Partizipation/Teilhabe und Gemeinschaftsbildung sind wesentliche Strategien des Empowermentprozesses" [9].

Von der Gesundheitsförderung ist vor allem die Primärprävention nicht immer eindeutig abzugrenzen. In deren Fokus steht die Vermeidung oder auch Veränderung von individuellen, aber auch sozialen und umweltbezogenen negativen Einflussfaktoren oder auch Risikofaktoren auf die Gesundheit. Der breite Ansatz ist vergleichbar der Gesundheitsförderung, der Fokus allerdings stärker auf Krankheitsvermeidung. Entsprechend ist die sekundäre Prävention auch auf die Früherkennung gerichtet, die Tertiärprävention wiederum auf rehabilitative und stärkende Maßnahmen nach oder begleitend zu einem Krankheitszustand. Zum Fokus der Gesundheitsförderung bestehen also in der Primärprävention Übergänge, insbesondere wenn Verhaltens- und Verhältnisänderungen im Zentrum der Gesundheitsbemühungen stehen. Franzkowiak [10] verweist hier als Beispiel auf die betriebliche Gesundheitsförderung mit primärpräventiven Maßnahmenbündeln.

Gesundheitsförderung ist geprägt vom sogenannten Setting-Ansatz:

„Der Setting-Ansatz fokussiert die Lebenswelt von Menschen und damit die Rahmenbedingungen, unter denen Menschen leben, lernen, arbeiten und konsumieren. Er ist eine Antwort auf die beschränkten Erfolge traditioneller Gesundheitserziehungsaktivitäten, die sich mit Information und Appellen an Einzelpersonen wenden. Es wird der Erkenntnis Rechnung getragen, dass Gesundheitsprobleme einer Bevölkerungsgruppe das Resultat einer wechselseitigen Beziehung zwischen ökonomischer, sozialer und organisatorischer Umwelt sowie persönlicher Lebensweise sind" [11].

Das am häufigsten genannte Setting, in dem Gesundheitsförderungsprojekte für ältere Zugewanderte umgesetzt werden, ist das Quartier. Dieses ist durch sozialräumliche Nähe und damit einhergehende potenzielle soziale Interaktionsformen beschrieben:

„Das Quartier bezeichnet [...] den Stadtteil oder die Gemeinde, deren Bürgerschaft durch eine gemeinsame Identität und eine soziale Interaktion gekennzeichnet ist" [12].

Uneindeutig ist die Größe, die in Projekten für Quartiere genannt werden. Es kann sich um konkrete Nachbarschaften in nahe liegenden Straßenzügen oder auch um größere Konglomerate handeln. Immer allerdings ist das Umfeld im alltäglichen Lebensvollzug gemeint, das heißt, der Ort, an dem Gesundheitsziele realisiert werden sollten und Gestaltungsmöglichkeiten der Bürger/-innen im Sinne eines „Empowerments" erkennbar sind.

Wenngleich, wie eingangs schon erläutert wurde, Projekte der Gesundheitsförderung für ältere Migrantinnen und Migranten noch selten durchgeführt werden, gibt es Beispiele mit Hinweisen, wie diese Bevölkerungsgruppe besser in entsprechende Bemühungen integriert werden kann. Aufgrund der grundsätzlichen Bedeutung von partizipativen, lebensweltbezogenen Ansätzen [13] werden im Folgenden zwei quartiersbezogene Projekte exemplarisch zusammengefasst.

14.3 Quartiersbezogene Ansätze der Gesundheitsförderung für ältere Zugewanderte

Beispiel 1: Aufsuchende Altenarbeit unter Einbezug älterer Migrantinnen und Migranten

Die aufsuchende Altenarbeit unter Einbezug älterer Migrantinnen und Migranten als erstes Beispiel eines quartiersbezogenen Ansatzes zur Gesundheitsförderung wird im Folgenden beschrieben.

Älter werden im gewohnten Lebensumfeld ist ein Wunsch, der auch von Menschen mit Migrationshintergrund geteilt wird. Eine Umsetzung für ältere Menschen gelingt dann, wenn ausreichende soziale Unterstützung im Lebensumfeld gewährleistet ist, verfügbare Hilfestellungen bei Bedarf erreichbar sind und eine Teilhabe am Leben im Quartier auch gewährleistet bleibt. Insbesondere Menschen mit geringen finanziellen Mitteln sind von einer ausreichenden Partizipation oft ausgeschlossen und haben zu wenig Informationen über Möglichkeiten, die für sie im Lebensumfeld angeboten werden. Bei älteren Migrierten kommt hinzu, dass kulturell heterogene Angebote im Quartier auf Skepsis stoßen. Es werden sprachliche und weitergehende kulturelle Verständigungsschwierigkeiten vermutet, und man bevorzugt vielfach das eigene ethnische Umfeld [7]. Um den möglichst langen Verbleib im häuslichen Umfeld abzusichern, werden seit einigen Jahren in zahlreichen Kommunen zur Unterstützung älterer Bürger/-innen aufsuchende Dienste etabliert. Die speziellen Zielsetzungen dieser Dienstleistungen variieren. Immer aber stehen eine Informationsvermittlung über verfügbare Hilfen und die Ermittlung aktueller Bedarfe im Mittelpunkt. Die besuchten älteren Bürger/-innen und gegebenenfalls Verwandte sollen Möglichkeiten kennenlernen und Entscheidungshilfen bekommen, wie sie ihr Leben auch im Alter möglichst selbst steuern können. Es handelt sich um nicht anlassbezogene, auf Gesundheitsförderung, Partizipation und Empowerment zielende Hausbesuche.

Sollen ältere Zugewanderte in ein Angebot der aufsuchenden Altenarbeit einbezogen werden, bedarf es sprachlicher und kultureller Kenntnisse. Es bedarf auch eines Zugangs zu den betroffenen Menschen. In einem von einer der Autorinnen in der Modellphase begleiteten und evaluierten Projekt der aufsuchenden Altenarbeit in zwei Stadtteilen von Bremen blieben ältere Menschen mit Migrationshintergrund unterrepräsentiert [14]. Es wurde versucht, über Anknüpfungspunkte im unmittelbaren Lebensumfeld, unter anderem über Ärztinnen und Ärzte, Case Manager in Wohnungsbaugesellschaften, mediale Angebote ethnischer Gruppen oder Kulturvereine den Zugang zu verbessern, allerdings mit unterschiedlichem Erfolg in beiden Quartieren. Die Gründe hierfür konnten im Rahmen der Evaluation nicht eindeutig ermittelt werden. Möglicherweise spielten Trägerschaften (wohlfahrtsverbandlich, kirchlich und kommunal) eine Rolle, möglicherweise auch die ethnischen Zugehörigkeiten von Projektmitarbeitenden oder Multiplikator/-innen, die sich eher zufällig ergeben hatten. Sprachlich ergaben sich hier Kommunikationsmöglichkeiten, die anderen, ausschließlich in deutscher Sprache kommunizierenden Projektmitarbeiter/-innen verwehrt blieben. Eine gelungene sprachliche Vermittlung trifft allerdings immer noch auf intrakulturelle Unterschiede, die als Kommunikationsbarrieren wirksam werden können. So konnte beobachtet werden, dass laizistisch denkende und im Habitus als solche erkennbare türkischstämmige Sozialarbeiter/-innen bei religiös geprägten Quartiersbewohner/-innen und ihren Familien auf Skepsis oder sogar Ablehnung stießen. Ebenso war die umgekehrte Ausprägung erkennbar. Sozialarbeiter/-innen, die mit Gesundheitsförderungsmaßnahmen befasst waren, fanden es schwierig, sich in einem von Männern dominierten, religiös geprägten Umfeld, z. B. einer Moschee, zu bewegen.

Beispiel 2: Stützung von Netzwerken der Selbstorganisation und Selbsthilfe

Die Stützung von Netzwerken der Selbstorganisation und Selbsthilfe wird als zweites Beispiel eines quartiersbezogenen Ansatzes zur Gesundheitsförderung vorgestellt.

Grundlage des Projektes war ein vom Bundesministerium für Bildung und Forschung unterstütztes Praxisforschungsprojekt (Förderkennzeichen BMBF 17S13B09). Teilhabe und Partizipation im Quartier sollten durch Unterstützung schon bestehender Nachbarschaftsnetzwerke oder durch deren Initiierung gefördert werden. Das Projekt wurde an vier Standorten auf der Grundlage einer partizipativen Projektentwicklung in Kooperation mit Institutionen der Gemeinwesenarbeit und der Alten- und Integrationsarbeit umgesetzt. In den lokalen Gruppen wurden Ansätze der Selbstorganisation und Selbsthilfe älterer Migrierter erarbeitet sowie eine Vernetzung wohnortnaher Unterstützungsangebote und Nachbarschaftshilfe. Ein Schwerpunkt beförderte ehrenamtliches und bürgerschaftliches bzw. zivilgesellschaftliches Engagement von älteren Menschen mit Migrationshintergrund. Es wurden damit wichtige Lern- und Erprobungsorte für die Betroffenen eröffnet. Ebenso wurden Barrieren in der Zusammenarbeit mit nicht-ethnischen Organisationen angegangen, um die Vertretung eigener Interessen zu gewährleisten. Die Projekte zielten darauf ab, nachbarschaftliche, ethnisch heterogene Netzwerke zu knüpfen, Bedarfe und Ziele nach Information und Diskussion durch die Teilnehmer/-innen festzulegen und in der Umsetzung der ausgesuchten einzelnen Strategien die Kompetenzen der Teilnehmenden zu stärken. Im Sinne der Gesundheitsförderung wurde man begleitend und unterstützend tätig [15]. Die Wissenschaftler/-innen konnten eine Vielfalt von nachbarschaftlichem Engagement identifizieren, die Freunde und Verwandte sowie

Sozialkontakte im Quartier umfassten. Sie stellen fest, dass Ethnizität kein Erklärungsmodell für geringeres bürgerschaftliches Engagement sei, sondern vielmehr Strukturen des Gemeinwesens, soziodemographische und politische Komponenten entscheidend seien. Die Rahmenbedingungen für selbstbestimmtes Handeln älterer Menschen mit Migrationshintergrund, so ein Projektergebnis, müssten in den Kommunen noch geschaffen werden [15].

14.4 Fazit für die Praxis

Wie kann die Teilhabe von Menschen mit Migrationshintergrund im Stadtteil gefördert werden? – Programmatisch könnte man es folgendermaßen zusammenfassen: Migrantinnen und Migranten müssen die Angebote kennen. Diese müssen sie ansprechen und einen Bedarf beantworten. Die Umsetzung sollte niedrigschwellig erfolgen und auf eine nachhaltige Entwicklung fokussieren. Für die Kommunen und für das Quartiersmanagement ergeben sich daraus folgende Empfehlungen:

- Eine kreative und kontinuierliche Informationsvermittlung über Medien, informelle und formelle Netzwerke ist notwendig. Gesundheitsfördernde Projekte sollten diese Anforderungen auch gezielt in das Fördervolumen integrieren. Eine angemessene Öffentlichkeitsarbeit mit Blick auf eine heterogene Zielgruppe ist unerlässlich, möchte man Menschen mit Migrationshintergrund integrieren.
- Projekte der Gesundheitsförderung benötigen eine mittel- und langfristige Beförderung. Das häufig übliche, für ein bis zwei Haushaltsjahre bewilligte Fördervolumen ist für eine nachhaltige Arbeit mit vulnerablen Gruppen nicht zielführend. Um Nachhaltigkeit zu erzeugen und eine angemessene Bewertung der Zielerreichung anzustreben, bedarf es einer längerfristigen Perspektive. Aufgrund bisheriger Erfahrungen erscheint eine mindestens fünfjährige Erprobungszeit als angemessen.
- Ältere Menschen mit Migrationshintergrund oder Vertreter/-innen von Migrantenorganisationen sollten in die Angebotsentwicklung mit einbezogen werden. Welche Prioritäten gesetzt werden und wie Ältere und ihre Angehörigen unterstützt werden, kann durch ein breites Bündnis von Interessensvertreter/-innen mit entwickelt werden. Zu selten noch sind Migrantenorganisationen in kommunale Entwicklungen involviert oder repräsentieren ihre Klientel in entsprechenden Gremien.
- Eine frühzeitige Festlegung von Indikatoren für eine Evaluation gesundheitsfördernder Projekte mit relevanten Akteurinnen und Akteuren sowie Nutzer/-innen unterstützt die Umsetzung.
- Niedrigschwellige Angebote sollen gut erreichbar sein, bei Bedarf auch im häuslichen Umfeld (Bring-Struktur) angeboten werden und kostengünstig oder ganz kostenfrei sein. Es sollten keine Verbindlichkeiten und keine hohen professionellen Ansprüche damit verbunden sein. Unerlässlich erscheint auch eine lebensweltliche Verankerung als vertrauensbildende Maßnahme.
- Eine Entwicklung von angemessenen Kennzahlen und Indikatoren zur Gesundheit, sozialen Lage und Versorgungssituation älterer Migrierter ist notwendig, um Bedarfe zu identifizieren, Erfolge zu messen und Fehlentwicklungen gegenzusteuern.

Gesundheitsförderung auch im Alterungsprozess ist sinnvoll, um eine lange während-rende Selbstständigkeit und das Wohlergehen im Lebensumfeld zu erhalten und zu befördern. Auch Menschen mit Migrationshintergrund sollten zukünftig stärker an entsprechenden Entwicklungen partizipieren können.

Literatur

[1] Olbermann E. Gesundheitsförderzung und Primärprävention bei älteren Mingranten und Migrantinnen: Ausgewählte Projektergebnisse. Informationsdienst Altersfragen. 2010;37:3–8.

[2] Schimany P, Rühl S, Kohls M. Ältere Migrantinnen und Migranten: Entwicklungen, Lebenslagen, Perspektiven – Forschungsbericht 18 für Bundesamt für Migration und Flüchtlinge. Paderborn: Bonifatius; 2012.

[3] Mnich E, Hofreuter-Gatgens K, von dem Knesebeck O. Aktive Gesundheitsförderung bei älteren Menschen – Transfer eines Programms vom städtischen in den ländlichen Raum. Gesundheitswesen. 2015;77:139–140.

[4] Dapp U, Minder C, Neumann L, Golgert S, Klugmann B, v Renteln-Kruse W. Wirksamkeit der „Aktiven Gesundheitsförderung im Alter". Zielgruppenspezifische Ergebnisse bezüglich einer Kompression von Morbidität über 13,8 Jahre LUCAS Verlauf. Z Geront Geriatr. 2018;51:379–387.

[5] Dapp U, Anders J, Meier-Baumgartner HP, v Renteln-Kruse W. Geriatrische Gesundheitsförderung und Prävention für selbstständig lebende Senioren. Angebote und Zielgruppen. Z Geront Geriatr. 2007;40:226–240.

[6] Habermann M, Stagge M. Indikatoren für ein Integrationsmonitoring der kommunalen Altenhilfe. Bundesgesundheitsblatt Gesundheitsforschung, Gesundheitsschutz. 2015;6:601–608.

[7] Olbermann E, Drewniok A, Lak C. Gesundheitsförderung für ältere Menschen mit Migrationshintergrund: Ergebnisse eines Forschungsprojektes und Handlungsempfehlungen. Dortmund: Forschungsgesellschaft für Gerontologie e. V., Institut für Gerontologie an der TU Dortmund; 2010.

[8] Brzoska P, Voigtlander S, Spallek J, Razum O. Die Nutzung von Routinedaten in der rehabilitationswissenschaftlichen Versorgungsforschung bei Menschen mit Migrationshintergrund: Möglichkeiten und Grenzen. Gesundheitswesen. 2012;74:371–378.

[9] Brandes S, Stark W. Empowerment/Befähigung. Leitbegriffe der Gesundheitsförderung 2019, BZgA. https://www.leitbegriffe.bzga.de/systematisches-verzeichnis/kernkonzepte-und-entwicklungen-der-gesundheitsfoerderung/empowerment-befaehigung [letzter Zugriff: 12.06.2019].

[10] Franzkowiak P. Prävention und Krankheitsprävention. Leitbegriffe der Gesundheitsförderung 2018. Köln: BZgA; 2018. https://www.leitbegriffe.bzga.de/alphabetisches-verzeichnis/praevention-und-krankheitspraevention/ [letzter Zugriff: 12.06.2019].

[11] Hartung S, Rosenbrock R. Settingansatz/Lebensweltansatz. Leitbegriffe der Gesundheitsförderung 2015. Köln: BZgA; 2015. https://www.leitbegriffe.bzga.de/systematisches-verzeichnis/kernkonzepte-und-entwicklungen-der-gesundheitsfoerderung/settingansatz-lebensweltansatz [letzter Zugriff: 12.06.2019].

[12] Michell-Auli P, Kremer-Preiss U. Quartiersentwicklung. Köln: Kuratorium Deutsche Altershilfe; 2013.

[13] Brand T, Kleer D, Samkange-Zeeb F, Zeeb H. Prävention bei Menschen mit Migrationshintergrund.Teilnahme, migrationssensible Strategien und Angebotscharakteristika. Bundesgesundheitsblatt Gesundheitsforschung, Gesundheitsschutz. 2015;6:584–592.

[14] Habermann M, Pielage F. Evaluationsbericht für die Senatorin für Soziales, Kinder, Jugend und Frauen, Bremen. Modellprojekte „Aufsuchende Altenarbeit – Hausbesuche". Bremen: Paritätische Gesellschaft für soziale Dienste Bremen; 2011.

[15] May M, Alisch M. AMIQUS – Unter Freunden: ältere Migrantinnen und Migranten in der Stadt. Opladen: Budrich; 2013.

Stichwortverzeichnis

www.ingramcontent.com/pod-product-compliance
Lightning Source LLC
Chambersburg PA
CBHW080359030426
42334CB00024B/2934